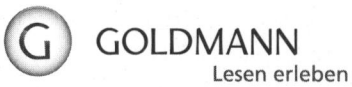

Buch

Jedes Krankheitssymptom hat seine Be-Deutung und damit eine Botschaft für den Betroffenen – auch das Rauchen. Aus den einzelnen Symptomen des individuellen Rauchverhaltens lassen sich die seelischen Hintergründe erkennen und deuten. Ruediger und Margit Dahlke entschlüsseln die seelischen Muster des Rauchens und helfen dem betroffenen Leser, sich von seinen unbewussten gesundheitsschädlichen Gewohnheiten zu verabschieden und über das bewusste Ritual die Nikotinsucht zu überwinden.

Autoren

Dr. med. Ruediger Dahlke, Jahrgang 1951, studierte Medizin in München und bildete sich zum Arzt für Naturheilweisen und Psychotherapie fort. Von 1978 bis 2003 war er als Psychotherapeut tätig, 1989 gründete er zusammen mit seiner Frau Margit das Heil-Kunde-Zentrum Johanniskirchen. Heute ist er als Fastenarzt, Seminarleiter und Vortragender international tätig. Seine Bücher zur Psychosomatik unter Einbezug spiritueller Themen sind Bestseller und liegen in 22 Sprachen vor.

Margit Dahlke arbeitete über zwanzig Jahren als Psychotherapeutin mit Ruediger Dahlke zusammen, hat ihre Erfahrungen in seine Bücher mit eingebracht und mit ihm das »Spirituelle Lesebuch« (Scherz), »Frauen-Heil-Kunde« (Goldmann) und zuletzt »Der Weg ins Leben« (Goldmann) herausgebracht.

Ruediger Dahlke

Das Raucherbuch

Psychologie und Be-Deutung
des blauen Dunstes

Unter Mitarbeit von Margit Dahlke

GOLDMANN

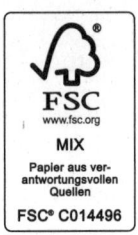

Verlagsgruppe Random House FSC-DEU-0100
Das für dieses Buch verwendete FSC®-zertifizierte Papier
München Super liefert Arctic Paper Mochenwangen GmbH.

1. Auflage

Originalausgabe, Juni 2011
© 2011 Wilhelm Goldmann Verlag, München
in der Verlagsgruppe Random House GmbH
Umschlaggestaltung: Uno Werbeagentur
Umschlagfoto: FinePic®, München
Lektorat: Michael Schaeffer
SH · Herstellung: CB
Satz: EDV-Fotosatz Huber/Verlagsservice G. Pfeifer, Germering
Druck: GGP Media GmbH, Pößneck
Printed in Germany
ISBN 978-3-442-21954-4

www.arkana-verlag.de

Inhalt

Persönliche Einleitung 11

Kapitel 1: Ein Volk von Rauchern in einer Welt
von Rauchern. 19
  Einige Zahlenbeispiele um den Tabak 19 – Die Tabakpflanze: Basis des Rauchens 25

Kapitel 2: Krankheit als Ausdruck seelischer
Wirklichkeit 29
  Der Symptombegriff und die Polarität 29 – Symptome als Helfer 32 – Die »Ursache« 35 – Der Energieerhaltungssatz des Lebens 40 – Form und Inhalt 43 – Der Pakt mit dem Teufel 45 – Das 7-Punkte-Programm für unseren Weg 48

Kapitel 3: Zur Geschichte des Rauchens 50
  Von indianischen zu modernen Medizinmännern 50 – Die Verbündeten des Tabaks: Pest und Krieg 57

– Von der Verbots- zur Steuerpolitik 60 – Rhythmen der Tabakausbreitung 63

Kapitel 4: Die Deutung des Rauchens aus seiner
Geschichte heraus 71

Eroberungssucht und ihre Kehrseite 71 – Angst und Haltlosigkeit im großen und im alltäglichen Kleinkrieg 75 – Ersatz für orale Liebe und Emanzipation 85

Kapitel 5: Die Bedeutung des Rauchens in der
individuellen Geschichte 90

Pubertätsabenteuer und -riten 90 – Anbandeln und andere Versuche, Halt zu finden 101 – Machtwolken statt Machtworte 110 – Selbstbelohnung und Selbstbefriedigung 114

Kapitel 6: Die medizinische Bedeutung
des Rauchens 116

Ein Labor als Gruselkabinett 116 – Tausendsassa Nikotin 124 – Blockierte Lebensenergie 129 – Sucht statt Suche 135 – Das Gute vom Schlechten 139

Kapitel 7: Rauchen und die venusischen Gefilde ... 141

Das Verdauungsritual 141 – Zigaretten als Schlankmacher 145 – Sinnenfreude und Rauchgenuss: Von der Sinnlichkeit zur Abstumpfung 149

Kapitel 8: Passivrauchen, »Metakritik« und
das Urprinzip des Neptun 154

Mitgefangen, mitgehangen: Passivrauchen 154 –
Kritik der medizinischen Kritik 158 – Rauchen
und das Urprinzip des Neptun: Von der religiösen
Suche zur Religion der Sucht 163

Kapitel 9: Die schönsten Blüten der
Tabakwerbung 170

Die »Top Ten« der Zigaretten-Hitparade 170 –
Selbstgedrehte und die leichten Damenhaften 188
– Werbeeinschränkungen und unser Bedürfnis,
umworben zu werden 191

Kapitel 10: Die zwölf urprinzipiellen
Rauchertypen. 196

Der Aggressionstyp oder: Der verkappte Abenteurer 197 – Der Genuss- bzw. genusssüchtige Typ 200
– Der Kommunikationstyp oder: Wissen Sie schon
das Neueste? 203 – Der kindliche Typ oder: Mit
dem Schnuller im Mund 206 – Der Demonstrationstyp oder: Ich bin der/die Größte 209 – Der
ängstliche Typ oder: Entschuldigen Sie, dass ich
rauche! 212 – Der wählerische Luxustyp oder:
Beautiful people unter sich 214 – Der extreme Typ
oder: Alles oder nichts 217 – Der generöse Typ
oder: Der Mann/die Frau von Welt 220 – Der Leis-

tungstyp oder: Das Leben ist hart 222 – Der Freiheitssucher oder: Die wahren Abenteuer sind im Kopf 225 – Der Träumer oder: Auf der Flucht 228

Kapitel 11: Die Behandlung des Rauchens 232

Umdenken für Raucher und Antiraucher 232 – Das Rauchritual: Der Heimweg des Rauchers 238 – Die Macht der Gewohnheit und des Rituals 245 – Umstiegshilfen: Vom Fasten bis zur Tiefenentspannung 256 – Tricks für kritische Momente 269

Kapitel 12: Auf dem weiteren Weg 274

Veröffentlichungen von Ruediger Dahlke 281

»Eure Seele ist oft ein Schlachtfeld, auf dem Vernunft und Verstand einen Kampf ausfechten gegen Leidenschaft und Gelüst.

Oh, könnte ich doch Friedensstifter sein in eurer Seele und Missklang und Zwietracht in eurem Wesen in Einklang und Harmonie verwandeln!

Doch wie vermöchte ich dies, so ihr nicht selber Friedensstifter seid, ja, so ihr nicht alle Wesensarten in euch liebet? Vernunft und Leidenschaft sind das Ruder und die Segel eurer seefahrenden Seele.

Sind Segel oder Ruder gebrochen, so könnt ihr euch nur noch hin- und herwerfen und treiben lassen, oder auf offener See zum Stillstand gezwungen werden.

Denn Vernunft, wo sie allein waltet, ist eine einschränkende Kraft; und Leidenschaft ohne Wärter ist eine Flamme, die ihrer Selbstverzehrung entgegenbrennt.

Daher möge die Seele eure Vernunft zum Gipfel der Leidenschaft entflammen, auf dass sie singe.

Und möge sie eure Leidenschaft lenken mit Vernunft, auf dass diese Leidenschaft ihre tägliche Wiedergeburt erlebe und, dem Phönix gleich, aus eigener Asche auferstehe. Ich wollte, ihr sähet in eurem Verstande und eurem Gelüst nichts anders als zwei geliebte Gäste in eurem Haus.«

Aus »Der Prophet«
von Kahlil Gibran

Persönliche Einleitung

Über Rauchen ist schon unendlich viel gesagt, geschrieben und nachgedacht worden. Von den verschiedensten Standpunkten aus ist es betrachtet, gepriesen und ebenso heftig gebrandmarkt worden. Betrachtet man die Geschichte des Tabaks, so findet man ein wellenförmiges Auf und Ab. Zu allen Zeiten aber hat Rauchen die Menschen gleichsam polarisiert in Befürworter und Gegner. Und auch heute lässt das Thema nur sehr wenige völlig kalt. Rauchen ist und war uns in der Vergangenheit nie gleichgültig. Ein Blick zurück auf seine bewegte Entwicklung enthüllt, wie eng die Haltung zum Rauchen mit dem eigenen Leben und Lebensgefühl verbunden ist. Fand ein Herrscher persönlich keinen Geschmack am Tabak, so neigte er dazu, ihn zu bekämpfen, und dazu mussten dann sehr viele, sehr gelehrte Argumente herhalten. War er dagegen selbst Raucher, ließ er meist auch die Gelehrten in seinem Reich die vorzüglichen Eigenschaften des Tabaks mit ebenso vielen Argumenten preisen. Das mag uns in der heutigen Situation, wo sich das Rauchen in seiner Wertschätzung gerade wieder von einem Hoch in den

Nachkriegsjahren in ein tiefes Wellental bewegt, seltsam anmuten, aber immerhin waren es die Ärzte des 17. Jahrhunderts, die den Tabak als wichtiges und geradezu universelles Heilmittel priesen und ganz wesentlich zu seiner heute weltweiten Verbreitung beitrugen.

Aus dieser Situation will ich als Autor schon vorweg meinen Hintergrund, was das Rauchen betrifft, offenlegen. Denn auch ich werde nichts Objektives und schon gar nichts Wertfreies zu dem alten Thema beitragen können, dafür aber umso mehr von subjektivem Erleben Geprägtes und Gefiltertes. Und dieses Erleben ist durchaus nicht eindeutig, sondern von jener Gegensätzlichkeit, die seit jeher Diskussionen über das Rauchen prägt. Als engagierter Nichtraucher habe ich in den verunsicherten Zeiten meiner Pubertät zu rauchen begonnen, vor allem auf Partys und an Orten, wo es uns verboten war. Aus dieser Protesthaltung habe ich sogar für ein Schüler-Raucherzimmer an meinem Gymnasium gekämpft, allerdings hauptsächlich, weil die Lehrer auch eines hatten. Mir hat Tabak nie geschmeckt, und so habe ich nie regelmäßig geraucht. Nach zirka zwei Jahren war dann auch das gelegentliche aktive Rauchen für mich vorbei, und die Zeit des passiven Rauchens begann. Solange es eine einzelne Freundin war, die mich in ihre Nebelschleier hüllte, blieb ich tolerant. Das änderte sich erst mit den Erfahrungen in der Studentenbewegung, wo mit rauchenden Köpfen und Zigaretten nächtelang zuerst die Universität und dann die ganze Welt verbessert wurde. Nicht nur die praktische

Umsetzung unserer umwälzenden Ideen, auch mein persönliches Wohlbefinden ging bei diesen Treffen stets bald im blauen Dunst unter.

Aus der anfänglichen Verblüffung über die Unempfindlichkeit gegenüber dem eigenen Gestank und der Intoleranz gegen die mit dem Lüften verbundene Kühle wuchs rasch heftiger Widerstand in mir, der sich mit entsprechend passenden Argumenten wappnete: »Wie, um Himmels willen, können wir ernsthaft über einen neuen Krankheitsbegriff, eine menschlichere Medizin, ein besseres Gesundheitswesen diskutieren, wenn wir uns gleichzeitig eine solche Rauchhölle schaffen?« usw. Auch das fortschreitende Medizinstudium lieferte natürlich einiges an zusätzlicher Munition gegen das Rauchen, das mir inzwischen als dumme und gefährliche Unsitte erschien. Erst mit Beginn der praktischen ärztlichen Arbeit und vor allem während vieler Psychotherapien wurde mir durch den eigenen Dunstschleier von Antiraucheremotionen hindurch bewusst, wie sehr Rauchen ein Symptom unter anderen ist und die gleiche Achtung und Behandlung verdient. Der Aspekt des Genusses aber blieb mir – aufgrund mangelnder eigener Erfahrungen – völlig verschlossen.

Als ich Margit, die Frau meiner ersten Lebenshälfte, die auch das Kapitel zu den Raucher-Archetypen beigetragen hat, kennenlernte, war ich verblüfft, wie heftig ich mich in eine richtige Raucherin verliebt hatte. In diesem Zustand war es natürlich leicht, ihr Rauchen zu tolerieren, aber noch schöner war, wie sie es mir zuliebe aufgab. Sie schien auch keinerlei Entzugserscheinungen oder sonstige unangenehme Erfahrungen in dieser Zeit durchzumachen und entwickelte sich im Laufe eines Jahres zu einer echten Nichtraucherin – dachte ich. Aber auch noch nach einem Jahr der Tabakabstinenz war nicht zu verkennen, wie sehr ihr besonders an einigen markanten Zeitpunkten des Tages, wie nach dem Essen, etwas fehlte.

Während sie etwa nach dem Kaffee meine rauchende Schwester beneidete, bekam ich erstmals ein Gefühl von jenem Genuss, den Rauchen offenbar beinhalten konnte.

Später haben wir im Zusammenleben »empirisch« einen guten Mittelweg für uns beide gefunden. Sie wurde eine bewusste Genussraucherin, mit drei bis vier Nachtisch-Rauchritualen pro Tag, und ich steigerte meinen Zigarettenkonsum ebenfalls auf ein bis zwei Gesellschaftszigaretten – allerdings pro Jahr.

Im Laufe von 25 Jahren stellte sich dann heraus, dass ich auch auf die Gesellschaftszigaretten gern verzichtete, während die Raucher in der Gesellschaft zunehmend unter Druck gerieten. Sie wurden gleichsam zum Freiwild erklärt, auf die alle Probleme unseres Gesundheitssystems projiziert wurden, und fingen an, mein Mitgefühl zu erregen. Zwar blieb ihr Ritual für mich weiterhin nicht nachvollziehbar – etwa gleichbedeutend mit dem Saugen am Auspuff eines im Stand laufenden Autos –, aber ich lernte die Macht der Rituale im Allgemeinen zunehmend zu respektieren, erkannte in den Rauchern die Opfer einer großangelegten Projektion und entwickelte geradezu Solidarität mit ihnen.

Nachdem schon Mediziner begonnen hatten, so ziemlich all ihre Probleme auf ihr Rauchen zu schieben, wurden sie schließlich auch noch von ihrer eigenen (Zigaretten-)Industrie schmählich im Stich gelassen. Diese war in den USA erfolgreich auf so horrende Schadensersatzsummen verklagt worden, dass sie beschloss, mit den Antirauchern gemeinsame Sache zu machen und auf jede Schachtel grauenhafte Warnungen zu drucken, die Letztere noch als ihren Erfolg verkaufen konnten, was sie peinlicherweise auch taten. Jetzt konnte niemand mehr klagen, denn er war ja gewarnt worden.

Das aber hat natürlich den zwar unbeabsichtigten, aber nichtsdestoweniger wirksamen (Neben-)Effekt der sogenannten selbsterfüllenden Prophezeiung *(selffulfilling prophecy)*. Kurz übersetzt: Wenn man sich lange genug etwas einredet, wird es wahr. So schaden nun auch noch die in Drohpackungen verwandelten Zigarettenschachteln und nicht nur die darin enthaltenen Glimmstängel. Es wäre zu überlegen, Staaten zu verklagen, die solch eine nachweislich krankmachende Angstmache tolerieren.

Schließlich wurden die Raucher in der EU auch noch zu den Prügelknaben für alle Defizite im Gesundheitsbereich herangezogen. Wo man mit der Gesundheitspolitik schon sonst nicht vorankam, wollte man es wenigstens den Rauchern zeigen und tat das dann auch – ausnahmsweise einmal wirklich nachhaltig.

Mit absurden Rechenspielen versuchte man die Raucher selbst und die Bevölkerung zu überzeugen, dass diese die Gemeinschaft Unsummen kosteten – an Geldern für medizinischen Einsatz und durch Fehlzeiten.

Die unpopuläre Wahrheit sieht aber ganz anders aus, die Raucher »feiern« gar nicht so dramatisch krank wie behauptet, nutzen sie ihre Droge doch eher zum Fitmachen. Vor allem aber zahlen sie durch die Tabaksteuer solche Summen in den Staatssäckel, dass diese annähernd den ganzen Gesundheitsetat des Bundesgesundheitsministeriums in Deutschland übersteigen.

Und last but not least steht sich die Gemeinschaft letztlich wirklich günstig mit ihnen, weil sie in der Regel die Altersversorgung kaum in Anspruch nehmen und dezent früh abtreten. Das wirkliche Problem ist demgegenüber der Gesundheitsapostel, der immer auf sich geschaut hat, mit 65 in Pension geht und erst mit 98 stirbt. Er kassiert 33 Jahre Pension und kommt die Gemeinschaft ungleich teurer als ein sich im Regelfall früh verabschiedender Raucher.

Inzwischen haben selbst Hochburgen der Raucher in Gestalt von Ländern wie Italien komplett kapituliert und sie des Feldes oder jedenfalls fast aller Felder verwiesen. In käfigartigen absurden Gehäusen dürfen sie hin und wieder – etwa auf Flughäfen – noch ihrem Laster frönen, dann allerdings meist in dichteste Wolken gehüllt, sodass auch das Passivrauchen noch wirklich relevant wird. Raucher verdienen heute wirklich Mitgefühl! Sie sind nicht an allem schuld und nicht mal am meisten, sie tun sich in diesen schweren Zeiten wirklich etwas an mit ihrer Sucht, und die Gesellschaft tut das Ihrige, um ihre schwere Situation noch – bei jeder sich bietenden Gelegenheit – zu verschärfen.

Kapitel 1

Ein Volk von Rauchern in einer Welt von Rauchern

Einige Zahlenbeispiele um den Tabak

So weit man schaut, findet sich kein Thema, das die Gemüter von Rauchern und Nichtrauchern, Politikern, Werbefachleuten, Krankenkassen, Ärzten und Gesundheitserziehern so bewegt. Die Weltgesundheitsorganisation hat das Rauchen zum Risikofaktor Nr. 1 erklärt. Allein für die Bundesrepublik Deutschland gibt die Regierung für ein einziges Jahr (1974) die Zahl der auf Rauchen zurückzuführenden Todesfälle mit 140 000 an. Von den 23 700 an Lungenkrebs Gestorbenen waren tatsächlich 98 Prozent Raucher. Bei 20 Zigaretten täglich sinkt laut Statistik die Lebenserwartung um fünf Jahre, bei 40 um acht Jahre. Findige Statistiker haben daraus errechnet, dass jede Zigarette das Leben um eine Viertelstunde verkürze. Zu all den an Lungenkrebs und Herzinfarkten Gestorbenen kommen pro Jahr noch über 10 000 Amputationen wegen rauchbedingter Gefäßverschlüsse – kein Wunder, wenn der Volksmund die Zigarette auch »Sargnagel« nennt.

Staunend hören wir, Zigarettenrauch enthalte tausendmal mehr Staubteilchen als der dichteste je gemessene Smog. Bereits zehn in einem 30 Quadratmeter großen Raum gerauchte Zigaretten bringen den Formaldehydgehalt auf das Dreifache des zulässigen Höchstwertes, und auch andere Grenzwerte werden locker von den Rauchern überboten. Dafür lägen männliche Raucher 33 Prozent über ihren nichtrauchenden Kollegen, was die Arbeitsausfälle angeht, Raucherinnen sogar 45 Prozent. Den volkswirtschaftlichen Schaden aus dem Rauchen berechnete man für das Jahr 1974 mit 50 bis 60 Milliarden der damals noch gültigen guten alten DM. Wie sehr diese Zahlen zu relativieren sind, zeigte schon die Einleitung. Aber es kommt noch schlimmer:

Tatsächlich wissen alle Bürger durch entsprechende Meinungsmache, dass Rauchen Krebs verursacht – eben die erwähnte Zahl: Von 100 Bronchialkarzinompatienten waren 98 Raucher. Aber wer weiß schon, wie viele von 100 Rauchern, statistisch gesehen, ein Bronchialkarzinom bekommen? Das sind in Worten: zwei von hundert.

Also eigentlich – gemessen an dem Geschrei – verblüffend wenige! Aber da diese Zahl nicht ins Konzept passt, wird sie tunlichst verschwiegen, auch wenn sie wahr ist. Ein ganz anderer Zusammenhang wird ebenso verschwiegen: Wie viele von jenen Menschen, die in der zweiten Lebenshälfte ihren langjährigen Partner verlieren, haben ein Jahr später Krebs? Über 60, also über 60 Prozent! Aber auch diese Zahl passt nicht ins Konzept einer Gesellschaft und ihrer Schulmedizin, die die seelischen Zusammenhänge nicht berücksichtigen will, und wenn sie einmal darauf gestoßen wird, wie bei der entsprechenden Untersuchung, das wenigstens mehr oder weniger ignoriert.

Lieber wird die Schreckensliste bezüglich des Rauchens fortgesetzt, was auch beliebig möglich ist. Das Rauchen und seine Anhänger sind so dankbare Angeklagte, Beweismaterial gegen sie steht in Hülle und Fülle zur Verfügung. Hinzu kommt noch erleichternd die geringe Gegenwehr der Angeklagten. Sie verteidigen sich kaum.

Zur ersten Schreckensliste gehört aber unbedingt noch eine zweite ergänzende oder gegenpolige, die einen nicht minder staunen lässt. In den Jahren von 1960 bis 1979 stieg der bundesdeutsche Jahreszigarettenverbrauch von 77,7 auf 141 Milliarden Stück, was einer Steigerung von 86 Prozent oder einer Erhöhung des Tageskonsums von 11 auf 21 Stück entspricht; Anfang der Achtziger waren es schon 30 Stück. Pro Jahr wurde in der Bundesrepublik eine Milliarde DM für Zigarettenwerbung ausgegeben, 750 000 Automaten machen die Zigaretten überall, jederzeit und für jeden ohne (Alters-)Unterschied verfügbar. Die Weltanbaufläche für Tabak betrug 1979 sage und schreibe 4,345 Milliarden Hektar, auf der 5,5 Milliarden Tonnen Tabak produziert wurden. Allein die EG subventionierte den Tabakanbau noch 1990 alljährlich mit 600 Millionen DM. 18 Millionen bundesdeutscher Raucher dankten es und vermehrten sich munter weiter. Von 1974 bis 1984 stieg der Raucheranteil an unserer Gesamtbevölkerung von 35 auf 37 Prozent. Im Jahr 1984 wurden weltweit 4 695 734 000 000 (fast 4,7 Billionen) Zigaretten produziert, die selbstgedrehten und 675 Milliarden indischer Bidis noch nicht mitgerechnet. Diese zweite Liste mag die Bestürzung nicht gemindert, sondern eher in Verwirrung verwandelt haben und verlangt geradezu nach der dritten Liste.

Ein Ausschnitt aus ihr liest sich so: Die legalen Einnahmen des Staates aus der Tabaksteuer betrugen 1983 nicht weniger als 14 674 692 100 DM und lagen damit nur ganz knapp unter dem Gesamtetat des Gesundheitsministeriums. Die illegalen Einnahmen der Parteien aus der Tabakindustrie lassen sich nur anhand der Spitze des Eisberges schätzen. 1948 wurde der größte deutsche Zigarettenproduzent Reemtsma zu 10 Millionen DM Strafe verurteilt, weil er die NSDAP großzügig und illegal gefördert hatte – Hermann Göring hatte bei der Gelegenheit persönlich 7 Millionen Reichsmark erhalten. 1985 wurde bei einem Steuerhinterziehungsprozess gegen Reemtsma-Manager publik, dass von 1965 bis 1980 zirka 6 Millionen DM über die Stiftungen von CDU, FDP und SPD in deren Parteikassen geflossen waren.[1] Dass der Großteil der riesigen Welt-

---

[1] Henner Hess: *Rauchen. Geschichte, Geschäfte, Gefahren.* Campus, Frankfurt am Main 1987.

anbaufläche gerade in den ärmeren Ländern der Erde liegt, denen es oft genug an Nahrungsmitteln fehlt, wird verständlich, wenn man weiß, dass nur mit dem Anbau der illegalen Drogen Opium, Kokain und Marihuana noch mehr Geld zu erwirtschaften ist. Eine wichtige Rolle in der Tabakpolitik mögen auch noch die 15 Millionen Bauern (übrigens auch in der deutschen Pfalz) spielen, die vom Tabakanbau leben. Allein in der Bundesrepublik hängen 140 000 Arbeitsplätze von der Zigarettenindustrie ab. Ganz entscheidend dürfte aber sein, dass 18 Millionen bundesdeutsche Raucher fast durchweg im wahlberechtigten Alter sind.

Diese dritte Liste mag ein wenig Licht auf die Diskrepanz zwischen veröffentlichten Politikerreden und verabschiedeter Gesetzesrealität werfen. Da wird es verständlicher, warum Nikotin, dessen Suchtpotenzial zu den höchsten überhaupt gehört (höher als bei Opiaten) und dessen gesundheitliche Gefährlichkeit weit über anderen Drogen liegt, doch rechtlich nicht als Droge eingestuft wird. Zigaretten werden offiziell auch noch vor den strengen Bestimmungen des Lebensmittelgesetzes geschützt. Ein anschauliches Abbild dieser Situation lieferte die Bonner Regierungsmannschaft im Jahre 1990, die intern ein Rauchverbot vor laufenden Fernsehkameras einhielt. Sobald die Herren dann aber wieder unter sich waren, hieß es: Feuer frei. Nach all dieser Informationspolemik wollen wir die Situation auf einer etwas tieferen Ebene betrachten. Was uns da auf höchster Staatsebene vorgespielt wird, spiegelt nämlich tatsächlich unsere eigene Situation wider. Wir haben genau die Politiker, die wir verdienen, genau wie jede Gesellschaft die Sucht- und Genussmittel hat, die sie verdient. Bevor man irgendwelchen Zorn auf »die da oben« projiziert, sollte man sich klarmachen, dass man tatsächlich auf allen Ebenen der Gesellschaft das gleiche Phänomen antrifft. Die entsprechenden Widersprüche finden sich oben wie unten. Ein Beispiel mag die Basis dieser Widersprüche etwas beleuchten. Die Gesundheitserziehung brandmarkt das Rauchen, weil es das Leben verkürze, und baut auf die Tatsache, dass jeder alt werden will. Tatsächlich will zwar jeder alt werden, aber niemand will alt sein. Das Alter ist bei dem bei uns vorherrschenden Jugendkult viel zu sehr abgewertet. So soll man also kurzfristig auf etwas offenbar Genussvolles verzichten, um langfristig etwas zu werden, was man gar nicht sein will, nämlich alt? So geht das ganze Konzept nicht auf, ebenso wenig wie die Absicht der Politiker, anderen Dinge ausreden oder gar verbieten zu wollen, die sie selbst für sich sehr wohl in Anspruch nehmen. Genau so aber verhalten wir uns alle.

Das ist die Projektion: Wir wollen die Welt verbessern und beginnen damit bei den anderen, uns selbst aber nehmen wir dabei aus. In einer Gesellschaft, deren Prinzip es geworden ist, die Verantwortung ständig abzuschieben, kann natürlich ein Appell an die Eigenverantwortung in Sachen Rauchen und Gesundheit nicht funktionieren, widerspricht er doch der ganzen übrigen Einstellung. Etwas

Ähnliches geschah in den Jahrzehnten, wo wir ständig von oben hörten, die Umweltprobleme seien gar nicht so schlimm, und man müsse für Fortschritt und Lebensstandard auch Opfer bringen und Einbußen in Kauf nehmen. Beim Rauchen soll das plötzlich nicht mehr gelten. Und verhalten wir uns nicht, jeder für sich, ganz ähnlich wie »die da oben«? Grundsätzlich ist Dauerfernsehen nicht gut, nur wenn Papa sportbegeistert ist, muss es in Kauf genommen werden.

Alkohol am Steuer ist natürlich abzulehnen, aber auf die eigene kleine Fahne kommt es manchmal nicht so an. Wer von uns verhält sich schon in allen Punkten so, wie er es von anderen erwartet?

Rauchen und die Politik drumherum sind ein vorzüglicher Spiegel, um sich selbst und die Gesellschaft kennenzulernen. Am besten aber lernt man die Gesellschaft an ihren Schattenseiten zu durchschauen, genau wie sich selbst. Eine ausführliche Einführung ins »Schattenprinzip« bietet das gleichnamige Buch[2].

Die Tabakpflanze: Basis des Rauchens

Die Basis des Rauchens, den Tabak, liefert die einjährige Pflanze *Nicotiana tabacum,* die wie Kartoffel und Tollkirsche zu den Nachtschattengewächsen gehört und von der

---

2 Ruediger Dahlke: *Das Schatten-Prinzip.* Goldmann Arkana, München 2010.

heute über 700 Arten gezüchtet werden. Sie ist die weltweit am meisten verbreitete nicht essbare Kulturpflanze; ihr Anbau gehört zu den arbeitsintensivsten überhaupt und ist hundertmal aufwendiger als der Weizenanbau. Die Pflanze produziert ein Gift, das Alkaloid Nikotin, um sich gegen Insektenfraß zu schützen. Je trockener der Boden, desto mehr Nikotin produziert die Tabakpflanze in ihren Wurzeln und speichert es in den gefährdeten Blättern. Solch besonders nikotinhaltiger Tabak wird heute nur noch zur Herstellung von Pflanzenschutzmitteln angebaut. So wird verständlich, warum der Zigarettenrauch so wirksam Insekten abhält. Die Tabakpflanzen müssen ständig ihrer Blüten beraubt, d.h. geschlechtlich kastriert werden, damit sich genug Blätter bilden; die Blüten nämlich enthalten kein Nikotin. Bei der anschließenden Trocknung und Fermentierung sinkt der Nikotinanteil um 70 Prozent, der des Kondensats um 40 Prozent, wodurch die Industriezigaretten durchaus harmloser sind als die urwüchsigen Zubereitungen der Indianer.

Allein für die Feuerholzgewinnung zum Trocknen des Tabaks werden weite Waldbereiche gerodet und vor allem in Afrika nicht mehr aufgeforstet. So wird für die Produktion von einer Tonne Tabak ungefähr ein Hektar Wald geopfert. Das Alkaloid Nikotin gehört zu den sehr starken Giften und entspricht hier der Blausäure HCN, die die Nazis in ihren berüchtigten Gaskammern verwendeten und die übrigens zusätzlich in nicht geringer Konzentration im Zigarettenrauch zu finden ist. Das Kondensat, das erst bei der Verbrennung des Tabaks entsteht, ist einer der wirksamsten Krebsauslöser, die wir heute kennen, und enthält mit dem Benzpyren das stärkste überhaupt bekannte Karzinogen.

Die Pflanze wächst fast überall, am besten gedeiht sie aber in Nord- und Südamerika, in China, Indien und der orientalischen Türkei. Die ursprüngliche Heimat ist das Amerika der Indianer, und so sehen manche Gegner im Tabak die späte Rache des roten Mannes. Tatsächlich sind ungleich mehr Weiße durch ihren Tabak als durch die Indianer selbst umgekommen. Der »Fluch des Tabaks«, wenn man so will, hat sich über die ganze Welt verbreitet. Es gibt heute kein Land mehr, wo nicht geraucht würde, und so hat der Tabak langfristig weit härter getroffen als die Syphilis, das andere Mitbringsel aus Amerika. Wohl nie ist für geraubtes Land und Gold so intensiv und freiwillig über so viele Generationen bezahlt worden.

Allerdings haben die Indianer nichts davon, sondern leiden heute gleichfalls unter den im Vergleich zu damals völlig veränderten Rauchsitten. Tatsächlich war für sie Rauchen ein rituelles Geschehen, das sie in Kontakt mit ihren Göttern brachte. Man hat heute bei abgeschieden lebenden indianischen Völkern nachweisen können, wie ihr Gebrauch des Tabaks keinerlei gesundheitliche Probleme mit sich bringt. Erst durch die völlige Herauslösung aus dem rituellen Rahmen und die damit einhergehende Profanisierung wurde der Tabak zur Gefahr und setzte die größte je auf dieser Welt während Drogenepidemie in Gang.

Natürlich ist es lächerlich, die Schuld dafür dem Tabak oder gar den Indianern zu geben. Schuldzuweisung ist immer Projektion und schon deshalb grundsätzlich sinnlos. Genauso gut könnte man den Messwein des christlichen Abendmahles für die Alkoholprobleme der Welt verantwortlich machen. Tatsächlich hat ja die Profanisierung des Alkohols nicht nur, aber auch die Indianer in Gestalt des Feuerwassers hart getroffen. Je ritueller und sicherer in Traditionen eingebettet Drogengenuss abläuft, desto harmloser ist er offenbar gesundheitlich. Erst wenn ritueller Rausch und religiöse Ekstase ihren Platz in einer Gemeinschaft oder einer Kultur verlieren, können sie aus dem Schatten, aus dem gesellschaftlichen Unbewussten heraus gefährlich werden. Und sie werden dies über die Drogen der alten Rituale, die durch ihre Profanisierung und anschließende massenhafte Verbreitung der Stoffe zu Suchtmitteln werden. War früher der rituelle Rausch ein Teil der ewigen Suche der Menschen, endet heute die Suche vielfach in der Sucht, im Rausch.

Kapitel 2

Krankheit als Ausdruck seelischer Wirklichkeit

Der Symptombegriff und die Polarität

Wie immer wir das Phänomen des Rauchens benennen, ob als Quelle von Genuss, Ärger, Befriedigung, Steuereinnahmen oder als Sitte, Sucht, Anschlag auf die Gesundheit oder Krankheit – es bleibt ein Phänomen unserer Zeit und Gesellschaft und verändert sich durch die vielfältigen Namen nicht. Insofern können wir ihm über Benennungen, die auch noch mit so viel Wertung befrachtet sind, sicher nicht gerecht werden. Jede dieser Bewertungen hat zwar jeweils ihre Berechtigung: Was dem einen Genuss, ist dem anderen tatsächlich eine Quelle des Ärgers. So scheint es durchaus angemessen, dem einen Vorgang verschiedene Bezeichnungen zu geben, je nachdem, welcher Aspekt im Vordergrund steht. Hier soll es aber nicht um Be-Wertung, sondern um Be-Deutung gehen. Und da mag es Entspannung in die oft hitzige Diskussion bringen, wenn wir von einem »Symptom« sprechen und diesen Begriff nicht über Gebühr werten. Rauchen ist wohl unbestritten auch ein Symptom unserer Zeit. Es fördert seinerseits bestimmte seelische Symptome bei seinen Anhängern und Gegnern zutage, produziert Symptome im Körper, wie es dann auch selbst Symptom einer seelisch-geistigen Grundhaltung ist. Das gilt für die moderne Industriegesellschaft ebenso wie für die archaische der Indianer.

Gemeinhin ist uns der Begriff »Symptom« aus der Medizin bekannt, wo er, wiederum stark bewertet, für einen unguten, unangenehmen Zustand unseres Organismus steht, der uns aufgrund eines unseligen Fehlers in uns oder unserer Umwelt trifft und so schnell wie möglich zu beseitigen ist. Wir wollen hier nun diesen Fehler nicht zur Seite schieben, sondern im Gegenteil ernst nehmen, von ihm lernen, was uns *fehlt*. Insofern wollen wir das Symptom auch von seinem negativen medizinischen Beigeschmack (er-)lösen, es vielmehr zu unserem Wegweiser, letztlich zum Helfer machen. Wie wir uns normalerweise mit Ärzten gegen das Symptom verbünden, können wir uns gedanklich auch auf seine Seite stellen und von dort nachsehen, was mit uns nicht stimmt oder uns eben fehlt. Tatsächlich fragten die alten Ärzte immer: »Was fehlt Ihnen?« Und die Patienten antworteten mit ihren Symptomen, können sie doch das fehlende Prinzip enthüllen.

Weiterhin können wir den Symptombegriff entlasten, indem wir feststellen, wie – ohne Ausnahme – jeder

Mensch Symptome hat. Es ist gar nicht die Frage, ob Symptome vorhanden sind, sondern lediglich, von welcher Schwere bzw. Bedeutung sie sind. Von hier ist es nur ein kleiner Schritt zu der Feststellung, jeder Mensch sei krank; eine Tatsache übrigens, die uns aus allen Religionen geläufig ist. Der Mensch braucht notwendig und grundsätzlich den *Heiland,* weil er eben noch nicht heil ist. Dieselbe Idee verbirgt sich in der Lehre von der Erbsünde. Das Wort »Sünde« kann uns hier zum Schlüssel werden, kommt es doch von »absondern« und heißt in seiner griechischen Urbedeutung auch »den Punkt verfehlen«. Tatsächlich sind wir durch unsere Geburt in diese Welt aus Gegensätzen von der Einheit abgesondert, oder, anders ausgedrückt, wir haben den Punkt verfehlt.

Der Punkt ist in allen Kulturen ein Symbol der Einheit, wie es besonders deutlich am Mittelpunkt eines Mandalas wird. Selbst in der Mathematik ist der Punkt ein dimensionsloses Symbol. So könnte auch der Begriff »Sünde« einiges von seiner moralisierenden Bewertung verlieren. Als Wesen dieser polaren, in Gegensätze aufgespaltenen Welt sind wir alle von der Einheit getrennt und damit abgesondert bzw. sündig. Und das ist weder ungerecht noch schlimm, sondern notwendig für uns und unsere Entwicklung. Die Polarität der Welt der Gegensätze ist nicht schlecht, sondern der notwendige Gegenpol zur Einheit und unsere einzige Chance, zu erkennen und uns in Richtung Einheit zu entwickeln. Mit unserem polaren Bewusstsein können wir die Einheit überhaupt nicht erfassen und sind deshalb ständig auf die Gegensätze angewiesen. Wir wüssten nicht, was »hoch« ist ohne »tief«; »arm« wäre sinnlos ohne »reich«. Jeder unserer Begriffe bekommt seine Bedeutung erst über seinen Gegenpol. Erkenntnis ist in der polaren Welt gar nicht anders möglich.

Insofern war Evas Naschen vom Baum der Erkenntnis (von Gut und Böse) im Paradies auch kein schlimmer Fehler, sondern der konsequente Beginn des Entwicklungsweges. Ein Fehler wohl, aber ein notwendiger; half er doch, das Fehlende, nämlich Erkenntnis, zu erlangen, und er führte damit konsequenterweise in die Welt der Gegensätze, die Absonderung von der Einheit des Paradieses.

Fassen wir zusammen: Wir sind Sünder bzw. von der Einheit Abgesonderte und haben alle Symptome, und das ist in der Polarität auch nicht anders möglich.[3]

Symptome als Helfer

Bevor wir uns anschauen, wie wir die Symptome zu unseren Wegweisern machen können, noch einige Erklärungen zur ungewohnten Wertschätzung dieser gemeinhin als Störenfriede verfolgten Genossen.

---

3 Eine ausführlichere Ableitung des Polaritätsbegriffes findet sich in Ruediger Dahlkes *Die Schicksalsgesetze* (Goldmann Arkana, München 2009). Das Buch liefert in vieler Hinsicht eine theoretische Basis für das hier Gesagte.

Ganz pragmatisch können wir uns eingestehen, Symptome waren schon immer zumindest Wegbegleiter. Wir tragen sie mit uns durchs Leben, ob wir sie schätzen oder nicht. Viele Menschen lassen sich über Jahrzehnte von ihnen begleiten, ohne nach ihrem Sinn zu fragen. Das scheint mir eine sehr verschlossene und abweisende Haltung, die offensichtlich den Weg nicht erleichtert, sondern erschwert.

Auf unserer irdischen Lebensreise sammeln wir vieles auf und nehmen es mit. Ja, wir wollen möglichst viel, am liebsten sogar alles besitzen, in der Vorstellung, dadurch glücklich zu werden. Das Leben von Weltherrschern und Steinreichen könnte uns diese Vorstellung als Illusion entlarven. Trotzdem versuchen sehr viele Menschen, ganz zu werden, indem sie möglichst große Teile der Welt in ihren physischen Besitz bringen. Müssten sie von diesem Besitz etwas ersatzlos abgeben, würde es ihnen subjektiv fehlen. Auf derselben Lebensreise sammeln wir aber auch Symptome auf, und auch sie würden uns zur Ganzheit fehlen, müssten wir sie ersatzlos loslassen; weshalb die meisten Menschen sich auch an ihre Symptome klammern.

Das Streben nach Ganzheit oder Vollkommenheit ist zu tief in uns verwurzelt, als dass wir davon lassen könnten. So, wie wir mit dem Erwerb eines Hauses zeigen, wie uns bis jetzt ein eigenes Heim gefehlt hat, zeigen wir mit dem Erwerb eines Symptoms, wie sehr uns dieses (Prinzip) bis jetzt gefehlt hat. Bisher mag dieses Thema nicht an der Zeit gewesen sein, aber jetzt ist es so weit, und da kaufen wir das Haus oder bekommen das Symptom. Beides ist ein Segen, wie wir im ersten Fall so leicht, im zweiten vielleicht erst später einsehen werden.

Aus unserer normalen Lebenserfahrung wissen wir eigentlich, wie auch Besitz zur Last werden kann und dass ein Symptom zum Segen wird, wenn es die Augen für Wesentliches öffnet und das Steuer des Lebensschiffes in einer entscheidenden Situation herumreißt. Zumindest jeder Arzt kennt einige Patienten, die »ihrem Herzinfarkt« oder gar überstandenen Krebs dankbar sind für all das, was sie durch die Krankheit lernen konnten. Es ist wieder »nur« eine Wertfrage, die allerdings in unserer Gesellschaft sehr einseitig entschieden ist. Auch das muss nicht so sein. Viele naturverbundene Völker kennen Einweihungskrankheiten, die manchmal geradezu ersehnt, immer aber dankbar akzeptiert werden. So kann jemand nur Schamane werden, wenn ihn ein entsprechendes Krankheitsgeschehen initiiert. Auch bei uns wissen noch einige Mütter um den Wert von Kinderkrankheiten für die Entwicklung.

Wie immer unsere Einstellung zu Symptomen ist, sie sind Weggenossen und viel schwerer loszuwerden als aller materielle Besitz. Sie sind tatsächlich so wenig loszuwerden wie der Schatten an einem Sonnentag, und das hat seine tiefere Bewandtnis. Man kann wohl durch einige einfache Tricks den Sonnenschatten scheinbar abschütteln, indem man zum Beispiel aus der Sonne flieht. Sobald man aber wieder ins Licht tritt, ist auch der Schatten wieder da. Ganz ähnlich ist es mit den Symptomen. Man kann sie zeitweilig etwa mit Schulmedizin unterdrücken in jenem ebenso populären wie gewinnträchtigen Gesellschaftsspiel: Das Symptom wird von Organ zu Organ, der Patient von Spezialist zu Spezialist verschoben. Betrachtet man es aber im Licht einer entsprechend tief leuchtenden Therapie, wird man das Symptom – in seiner äußeren Form vielleicht gewandelt, in seiner Aussage jedoch unverändert – wiederfinden. Das Symptom ist eben ein Teil unseres psychologischen Schattens.

Die »Ursache«

Mit dem Schatten kommen wir zu einem entscheidenden Thema für jede Betrachtung psychologischer und medizinischer Fragen. Ihn zu übersehen gelingt nur, wenn man sich auf eine sehr oberflächlich-phänomenologische Ebene beschränkt, wie es etwa Schulmedizin und -psychologie tun. Dort wird davon ausgegangen, wir würden rein zufällig von bestimmten Symptomen getroffen, hinter denen vielleicht einige Erreger oder Konflikte stecken, aber kein tieferer Sinn. Da nach diesem Sinn, wegen der selbst auferlegten Schranken, nicht gefahndet wird, kann er auch natürlich nicht gefunden werden, und man beschränkt sich auf oberflächliche Beschreibungen und Symptomtherapie.

Sobald wir uns aber für den Sinn der Symptome und die ihnen eigene Sprache interessieren, werden wir fündig.

Dieses Vorgehen wird allerdings von den Schulrichtungen als »unwissenschaftlich« gebrandmarkt. Dazu wäre viel zu sagen, denn dieser Vorwurf lässt sich heute komplett an die Schulmedizin zurückgeben. Tatsächlich gibt es die »Wissenschaft« gar nicht, sondern die Naturwissenschaft begann irgendwann, sich als »die Wissenschaft« zu fühlen, wobei die Geisteswissenschaften, für die die Sinnfrage immer relevant war, unter den Tisch fielen. Inzwischen sind auch sie aus naturwissenschaftlicher Sicht »unwissenschaftlich«. Das wirklich Peinliche an der heutigen Situation ist, dass sich die Naturwissenschaft, genauer die Physik, inzwischen so weit vorgearbeitet hat und das Kausalitätsprinzip, die Basis der bisherigen Wissenschaft, ad absurdum führt und damit der »Wissenschaft« ihre Grundlage entzieht. Die Physik kann heute beweisen, dass es Kausalität nicht gibt und stattdessen eine uns logisch noch unerklärliche Synchronizität herrscht. Damit aber hängen Schulmedizin und -psychologie, die immer und ausschließlich noch die Ursachen in der Vergangenheit suchen, eigenartig in der Luft.

In unserer Vorstellung müssen wir aber wohl oder übel mit Kausalität weiter umgehen, so wie wir auch weiter von einer konstanten Zeit ausgehen, obwohl wir seit Einstein von deren Relativität wissen. Allerdings gibt es nach der von der Physik geleisteten Relativierung der Kausalität überhaupt keinen Grund mehr, das eine Kausalitätsverständnis der alten Schulwissenschaft über alles andere zu stellen. Im Alltagsleben taten wir es sowieso nie. Wir sagen zum Beispiel: »Ich komme jetzt an, weil ich vor einer Stunde zu Hause losgefahren bin.« Diese Begründung (Kausalität) ist schulwissenschaftlich in Ordnung, weil die Ursache (mein Losfahren) in der Vergangenheit liegt. Wir sagen aber genauso: »Ich muss jetzt gehen, weil ich in zwei Stunden in München sein will.« Hier liegt die Ursache (mein In-München-sein-Müssen) in der Zukunft, und das wäre schulwissenschaftlich eine inakzeptable Kausalität.

Die Beschränktheit dieser Einstellung, die auch heute noch, im Zeitalter der modernen Physik, vehement von vielen Universitätskathedern gepredigt wird, mag an einem einfachen Beispiel klarwerden. Dazu wollen wir uns spaßeshalber einem beliebigen bewegten Vorgang auf »wissenschaftliche« Art nähern. Jeder Vorgang wäre dazu geeignet, und wir wollen ein Spiel wählen, das alle kennen: Fußball. Die erste Schwierigkeit liegt in der Komplexität dieses Spiels. Die »Wissenschaft« ist mit lebendigen Prozessen schnell überfordert, weil sie so vielfältig sind, und muss kleine Abschnitte herausschneiden, um sie im Detail zu analysieren. So ist etwa der ganze Mensch viel zu umfassend, und man widmet sich ihm lieber scheibchenweise. Mit dieser Zerstückelungstechnik ist der »Wissenschaft« das Leben bisher konsequent durch die Lappen gegangen. Bei der Analyse des Fußballspiels müssen wir nun notgedrungen so ähnlich vorgehen und wollen uns eine kleine Episode herausschneiden, eine Strafstoßsituation nach einem Foulspiel.

Der Ball liegt auf dem Elfmeterpunkt, ein Stürmer läuft an und tritt den Ball. In diesen Augenblick legen wir unseren Schnitt und stellen die wissenschaftliche Standardfrage: »Warum tritt der Stürmer den Ball?« Nun müssen viele Elfmetersituationen untersucht werden, um den Grund zu finden. Das ist nicht leicht, denn nichts bleibt konstant, es ist immer wieder ein anderer Spieler, der anläuft, immer wieder ein anderer Ball. Die Schiedsrichter wechseln wie auch der Rasen, die Zuschauer, das Stadion. Es ging wohl oft ein Foulspiel voraus, aber niemals dasselbe und manchmal auch nur ein Handspiel. Schließlich aber, nach langem Forschen, wird die eine, immer wiederkehrende (d.h. reproduzierbare) Ursache für den Elfmeter entdeckt: Es ist der Pfiff des Schiedsrichters. Auch die Pfeife kommt nicht in Frage, wechselt sie doch von Schiedsrichter zu Schiedsrichter. Allein der Pfiff ist konstant, ohne ihn geht nichts. Nun spüren wir wohl ein ähnliches Unbehagen, wie es immer mehr Menschen in Bezug auf die wissenschaftlichen Ergebnisse der Medizin beschleicht. Irgendwie ist uns bei der Analyse das Wesen(tliche) des Fußballspiels entwischt, so wie der Wissenschaft immer wieder das Leben entwischt. Uns fallen da noch andere, wenn auch »unwissenschaftliche« Gründe für den Elfmeterschuss ein: Beispielsweise wäre da der Wunsch, ein Tor zu schießen, vorrangig zu nennen. Dieses Geschehen liegt aber in der Zukunft. Ein anderer Grund läge wohl in den Spielregeln, dem Muster des Fußballspiels, der Tatsache auch, dass schon vorher viele Spiele gespielt und Elfmeter geschossen wurden. Der Spieler bewegte sich also sicher in einem vorgegebenen Muster. Ein eher banaler, aber nicht zu unterschlagender Grund liegt etwa auch in der materiellen Existenz des Balles, des Rasens usw. Damit haben sich zu dem einen wissenschaftlichen noch drei weitere Gründe ergeben.

Mit diesen vier »Ursachen« operierten schon die alten Griechen sehr erfolgreich. Für sie wie für praktisch alle früheren Kulturen hatte somit auch jedes Geschehen und natürlich auch jedes Krankheitssymptom ganz natürlich einen Sinn, der auf die Zukunft zielte, und ein Muster, in dem es verständlich werden konnte. Es ist also, gemessen an der Wirklichkeit, wie sie uns die moderne Physik heute und die hermetische Philosophie schon immer enthüllt, kein bisschen berechtigter, nach Erregern in der Vergangenheit zu forschen als nach dem Sinn in der Zukunft. Beides sind nur gedankliche Hilfskonstruktionen, die zwar der Wirklichkeit nicht optimal entsprechen, aber insofern ihre Berechtigung haben, als sie uns helfen können, dem Gesamtbild eines Symptoms näherzukommen.

Betrachten wir nun Symptome als Bilder oder Muster und fahnden nach ihrer Bedeutung, so finden wir immer einen Sinnzusammenhang mit dem Leben des Betroffenen. Im Symptom bildet sich etwas ab, das der Betreffende bewusst in seinem Leben nicht haben wollte; weshalb alle Symptome, auch medizinisch harmlose wie Warzen, so heftig abgelehnt werden. Kein Wunder, denn aus dem Bewusstsein Verdrängtes macht sich hier frech im Körper breit, benutzt den Körper als Bühne für ein Theaterstück, das wir weder sehen noch hören wollten – und so müssen wir es jetzt fühlen.

Der Energieerhaltungssatz des Lebens

Aus der Physik wissen wir, wie unmöglich es ist, etwas einfach verschwinden zu lassen. Möglich ist lediglich die Umwandlung von einer Erscheinungsform in eine andere; etwa von Eis in Wasser oder Dampf. Die Physik spricht hier von den Erhaltungssätzen. Dementsprechend geht auch im Seelischen nichts verloren. Auch hier ist lediglich Umwandlung möglich. Mit gutem Recht können wir somit von einem Energieerhaltungssatz in der Psychologie ausgehen. Seelische Energie kann sich danach sehr wohl in körperliche Form umwandeln und umgekehrt, aber niemals verschwinden.

Wir kennen dieses Phänomen im Übrigen aus dem Alltagsleben: Wenn sich etwa bei einem anzüglichen Witz eine Emotion entwickelt, die, bewusst nicht akzeptiert, im Körper landet und dort die Gesichtshaut erröten lässt. Oder wir bekommen Herzklopfen vor Freude oder Erwartung, kalte Füße aus Angst, eine Magenschleimhautreizung von der geschluckten Wut. Nun ist es doch naheliegend, von der entzündeten Magenschleimhaut (dem Symptom) auf die nicht ausgelebte Emotion (die unterdrückte, hinuntergeschluckte Wut) zurückzuschließen. Alles bleibt stets erhalten, nur die Erscheinungsebene ist wandelbar, so wie Wasser flüssig, aber auch als Eis fest und als Dampf gasförmig auftreten kann. Und doch bleibt es bei diesen Umwandlungen stets erhalten, auch wenn wir auf den ersten Blick die Verbindung zwischen dem Wasser auf der Erde und den Wolken am Himmel nicht durchschauen mögen. Nur ein Kind oder ein sehr naiver Mensch würde behaupten, verdunstetes Wasser habe sich ersatzlos in Nichts aufgelöst. Wenn das Kind erwachsen wird oder der Mensch bewusster, wird ihm der Zusammenhang einsichtig; und so dürfen wir in Zukunft gespannt sein auf den Bewusstwerdungsprozess der Schulmedizin, wenn sie die Zusammenhänge zwischen Symptomen des Körpers und seelischen Themen »entdecken« wird. So lange wollen wir allerdings hier nicht warten. Es ist auch unnötig, denn schon vor Jahrzehnten hat C. G. Jung den Schattenbegriff in die Psychologie eingeführt, nachdem er, wie auch schon Freud, gefunden hatte, dass im Menschen nichts verloren geht, sondern höchstens in den Schatten und damit in die Unbewusstheit verdrängt werden kann.

Das Unbewusste gehört folglich genauso zu uns wie der Dampf zum Wasser. Und wie der Dampf sich zu Wolken formt und irgendwann als Niederschlag wieder auf die Erde zurückschlägt, melden sich auch die verdrängten Elemente aus dem menschlichen Unbewussten bei Gelegenheit zurück. Die nächtlichen Träume sind solch eine Gelegenheit, und die Symptome des Körpers eine andere. In ihnen bilden sich vor allem jene Schattenteile ab, die reif fürs Bewusstsein sind. Ihr Heraustreten aus dem Dunkel der unbewussten Unterwelt auf die Körperbühne ist geradezu Beleg dafür, wie sehr dieses Krankheitsbild Öffentlichkeit braucht, beachtet werden will. Und ähnlich wie die Träume unbewusste Inhalte in symbolischer und deshalb für uns rätselhafter, ja paradoxer Form abbilden, schreiben auch die Symptome ihre Botschaft in einer symbolischen Schrift, die erst enträtselt werden will.

Sie mag auf den ersten Blick wie eine nicht entzifferbare Geheimschrift anmuten. Das Beispiel zeigt uns aber auch, wie wenig sinnvoll das Ignorieren der Botschaft ist. Durch Ignorieren ließ sich noch kein Code der Welt knacken. Um die Sprache der Symptome zu verstehen, bedarf es einer bewussten Einfühlung in ihre Symbolwelt, die voller scheinbarer Widersprüche und Unlogik ist. Die Gegenpole kommen sich hier ungewohnt nahe, ja berühren sich oft sogar. So kann sich der rein rational Denkende nur wundern, wenn aus heiterem Himmel eine Friedensdemonstration in Gewalttätigkeit umschlägt oder die Alternativen, die die Umwelt retten wollen, die gefährlichsten Dämpfe mit ihren selbstgedrehten Zigaretten kettenrauchend verbreiten. Natürlich haben der Sittenapostel und der Porno-Fan, der Kriminalist und der Verbrecher, der Missionar und der engagierteste Atheist, der Abstinenzler und der Trinker ein gemeinsames Thema und sind sich dadurch viel näher, als sie selbst annehmen.

Die Symptome sind immer ehrlich und zeigen das Thema: Sie sind Signale, Zeichen des Schattens; und alles, was eine besondere Wertung im Leben erhält, kann zum Symptom werden: Ob man den Tabak bei jeder Gelegenheit geißelt oder bei jeder Gelegenheit süchtig danach greift, beides zeigt, an welchem Thema man hängengeblieben ist. Der Unterschied ist lediglich: Der Raucher bearbeitet sein Problem direkt und mit sich selbst, während der Abstinenzler es in der Projektion, d.h. an den anderen bekämpft. Daher könnte man den Süchtigen durchaus als den Ehrlicheren von beiden bezeichnen. Tatsächlich sind die Heilungschancen bei ihm auch besser.

Form und Inhalt

Damit kommen wir zu einer weiteren wichtigen Voraussetzung auf dem Weg zur Symptom-Be-Deutung: der Frage von Form und Inhalt. Wir leben in einer Zeit, die es sich zur Gewohnheit gemacht hat, den Inhalt zugunsten der Form zu vernachlässigen. Zu Dutzenden haben wir alte, lebendige Rituale zu Gewohnheiten erstarren lassen. Sie führen nun als tote Hüllen ein inhaltsloses Schattendasein. So wie das Leben der Alten noch voller Rituale war und alles einen Sinn bekam, haben wir unser Leben mit Gewohnheiten angefüllt, und nicht alles, aber doch sehr vieles hat seinen Sinn verloren. Ein schlagendes Beispiel liefert uns wiederum die Naturwissenschaft, die unbestrittene Erfolge bei der Erforschung der Form errungen hat, dabei aber blind für den Sinn wurde. Nachdem der Körper schon einige Male als »Bühne« angesprochen wurde, auf der das Symptom sein Stück gibt, wollen wir uns als Beispiel einem Theaterstück »wissenschaftlich« zuwenden: Die Analyse ergibt eine genaue Aufstellung der Materialien, aus denen Requisiten und Bühnenbild bestehen: Die Zahl und das Geschlecht der Schauspieler werden ebenso erfasst wie die Stoffe und Farben ihrer Kostüme. Ihre Körpergewichte und Größen werden registriert, die zeitliche Länge ihrer Texte mit genauer Aufschlüsselung der verwendeten Worte wird gemessen, die Beleuchtungsintensität der einzelnen Szenen bis auf zwei Kommastellen genau angegeben usw. Nur der Inhalt des Stückes wird niemals auftauchen, so genau die Analyse auch durchgeführt wird.

Wohin wir heute schauen, finden wir diese Überbewertung der Form bei gleichzeitiger Vernachlässigung des Inhalts. Dabei soll die Form hier nicht abgewertet werden, im Gegenteil, ist sie doch der beste Weg für uns, um mit dem Inhalt in Kontakt zu kommen. Für sich allein jedoch wird die Form sinnlos. Wir können also der Schulwissenschaft dankbar sein, wenn sie so viel wertvolle Information über die Formen sammelt. Dass sie nichts damit anzufangen weiß, mag verwundern, soll aber nicht stören bei unserem Vorhaben, aus Formen auf Inhalte zu schließen.

Betrachten wir also die Symptome, so finden wir in ihren körperlichen Formen, in den Requisiten und Kostümen, die sie vom Körper ausleihen, Hinweise und Abbilder der seelischen Inhalte, die sich hier ausdrücken. Die Bühne, der Körper, ist insofern sehr wichtig, ist er doch der Kontaktpunkt zum Inhalt, genau wie der Theaterbau mit seiner Bühne sehr wichtig für den Besucher als Kontaktpunkt zum Inhalt des Stückes ist.

Der Pakt mit dem Teufel

Symptome sind etwas zutiefst Menschliches, gehen sie doch im Wesentlichen auf eine menschliche Grundhaltung zurück, die sich im Laufe unserer Geschichte immer mehr verstärkt hat: das Vermeiden von Unlust und die Suche nach Lust. In früheren Zeiten, als der Mensch sein Leben noch viel stärker auf das Jenseits ausgerichtet hatte, war auch das Bewusstsein viel offener für die Notwendigkeit von Leid und schwierigen Lernaufgaben im Diesseits. Leben und Leiden Christi spielten hier eine beispielhafte Rolle, wie auch die Lehren des Buddha für den entsprechenden Kulturkreis. Einer der Grundsätze seiner Lehre heißt: Alles Gewordene ist Leid.

Im Zuge unserer zunehmenden Diesseitsorientierung trat das Bestreben, jedwede Unlust im Leben zu meiden, verstärkt hervor – und mit ihm die Tendenz, Leid und Anstrengung versprechende Dinge und Themen wegzuschieben. Dabei wurde übersehen, dass sich nichts endgültig wegschieben und schon gar nichts »aus der Welt schaffen« lässt. Die einzige Möglichkeit, eine Aufgabe (oder ein Problem) »aus der Welt zu schaffen«, ist, sie zu (er)lösen. Und auch damit ist sie nicht wirklich aus der Welt, sondern nur auf einer anderen, uns vielleicht nicht mehr so quälenden

Ebene. Ausdrücke wie »etwas beseitigen« deuten schon sprachlich an, wie hier etwas nur auf die Seite geschoben wird. Tatsächlich leben wir heute in der Vorstellung, etwas Beseitigtes sei damit weg, verschwunden, in Nichts aufgelöst. Wie oben dargestellt gilt auch auf der seelischen und körperlichen Ebene der Energieerhaltungssatz. Aus der Verkennung dieses Gesetzes ergibt sich die typisch menschliche Paktsituation, wie sie von Faust vorgelebt und seitdem millionenfach wiederholt wird.

Faust wollte die letzte Erkenntnis, die ihm auch die Wissenschaft nicht eröffnen konnte, und deshalb wandte er sich an den Herrn dieser Welt, Mephistopheles.[4] Als Pfand gab er seine Seele, die ihm in jenem Moment offensichtlich weniger bedeutete als die Erkenntnis. Die Macht über Mephistopheles' Welt der Gegensätze, der Zweiheit, Zwietracht und Verzweiflung genoss er, als es aber ans Bezahlen gehen sollte, stellte er sich zunächst taub. So musste Mephisto als sein Gläubiger Zwangsmaßnahmen androhen – bis zur Zwangsvollstreckung. Fausts nun beginnender Entwicklungsweg besteht im Wesentlichen in der Erlösung bzw. Einlösung seiner Paktschuld. Um seine Seele nicht zu riskieren, kann er sich keinerlei Stillstand mehr leisten, sondern muss sich Schritt für Schritt und Stufe um Stufe weiterentwickeln.

---

4 Christus spricht den Teufel ausdrücklich als den Herrn dieser Welt an, als er nach dem letzten Abendmahl seine Jünger verlässt.

Auf die gleiche Art und Weise wie Faust handeln wir uns heute unsere Symptome ein. Wir wollen irgendetwas »um jeden Preis«, wie wir ehrlich sagen, erreichen und etwas anderes »um jeden Preis« vermeiden. Nehmen wir ein gängiges Beispiel: Es geht uns um Macht, wir wollen etwa Chef werden und damit Ohnmacht und Ausgeliefertsein vermeiden. Ohne uns einzugestehen, was wir da für einen Pakt geschlossen haben, beginnen wir, uns abzustrampeln. Das »Um jeden Preis« (ver-)drängen wir aus dem Bewusstsein, und wenn es dann ums Bezahlen geht und sich der Preis in Form einer auf die eine oder andere Art vorzeitig ruinierten körperlichen oder seelischen Gesundheit präsentiert, stellen wir uns taub und wollen nicht »zahlen«. Letztlich haben wir dieselbe Wahl wie Faust: Wir können versuchen, uns zu verweigern; dann werden wir dieses Blindekuhspiel mit dem (Bewusstseins-)Verlust der entsprechenden Seelenbereiche bezahlen und auf der Ebene des Körpers unter den zugehörigen Symptomen leiden. Oder wir können uns Faust zum Vorbild wählen und den anstrengenden Entwicklungsweg beginnen; dann gilt es, den Pakt bewusst zu erkennen, ihn zu akzeptieren und aus ihm bzw. seinen Bedingungen zu lernen.

Beim Rauchen bieten sich verschiedene Paktmöglichkeiten: Wir wollen zum Beispiel jetzt Genuss, und ans Bezahlen dafür glauben wir erst einmal nicht so recht. Uns wird es schon nicht gerade treffen, hat doch Onkel Hans auch bis zu seinem 98. Jahr bei guter Gesundheit geraucht. Aber Onkel Hans hat ebenfalls bezahlt – auf einer Ebene, die wir vielleicht nur nicht ermessen können. Der Körper geht gezwungenermaßen irgendwann zum Aufstand über, wenn er Dinge leben muss, für die die Seele zuständig gewesen wäre. Sind die Gefäße zu oder ein Lungenflügel verkrebst, ist das lediglich die legitime Rechnung des Körpers für über Jahrzehnte ertragene Qual. Diese Rechnung lässt sich nun nur noch durch weitreichende Bewusstseinsentwicklung begleichen. Die Lust nach Genuss ist natürlich nur einer unter vielen Gründen, die uns zur Zigarette greifen lassen und noch ausführlich zu besprechen sein werden.

Das 7-Punkte-Programm für unseren Weg

Fassen wir alles bisher Gesagte zusammen, so lässt sich ein »7-Punkte-Programm« aufstellen.

1. Es geht in keiner Weise um Be-Wertung, sondern ausschließlich um Be-Deutung, auch wenn unsere Sprache notgedrungen wertend ist.
2. Jeder hat Symptome, da jeder krank ist. Und wir sind krank (d.h. süchtig), da wir von der Einheit abgesondert in einer Welt der Gegensätze (der Polarität) leben.
3. Diese Gegensätzlichkeit ist notwendig für unser Erkennen und damit für unseren Weg der Bewusstwerdung.
4. Jedes Symptom ist ein »Fehler« in dem Sinne, wie es Fehlendes zeigt. Die Bewertung dieser symptomati-

schen Fehler ist relativ und von Zeit und Kultur abhängig.
5. So wie in der materiellen Welt kann auch in der geistig-seelischen nichts endgültig verschwinden, sondern höchstens zeitweilig in den unbewussten Bereich (Schatten) abtauchen.
6. Form und Inhalt gehören zusammen. Die Form ist der notwendige Kontaktpunkt zum Inhalt.
7. Das Symptom ist die Zwangsvollstreckung einer freiwillig übernommenen Paktschuld.

Wenn wir diese sieben Schritte im Bewusstsein behalten, wird es gelingen, die Symptome aus ihrer verteufelten Bewertung zu erlösen und selbst aus dem Schmollwinkel des Lebens herauszutreten. Aus den »zufälligen Gemeinheiten des Lebens«, zu denen die Schulmedizin die Symptome degradiert hat, können dann Wegweiser werden, aus Krankheitsjammer Lebenshilfe und aus dem blindwütigen Schicksal das *geschickte* Heil (lat. *salus* = Heil).

Kapitel 3

Zur Geschichte des Rauchens

Von indianischen zu modernen Medizinmännern

Um ein Bild von einem Symptom zu bekommen, ist es oft sinnvoll nachzusehen, woher es kommt und welche Stadien und Erscheinungsformen es auf seinem Weg durchlaufen hat. Dieses In-der-Vergangenheit-Forschen ist der Ansatzpunkt der Schulwissenschaft und wird von ihr hervorragend bewältigt, da sie sich diesem Thema fast ausschließlich widmet. Wir wollen uns ihre Ergebnisse zunutze machen und einen Ausflug zu den Kinder- und Jugendtagen des Rauchens unternehmen.

Alles begann lange Zeit vor unserer Entdeckung der Neuen Welt bei den Vorfahren der Indianer. Für sie war der Tabak ein Geschenk der Götter und als solches bestens geeignet, um mit ihnen in Kontakt zu treten. Die Tabakblätter wurden, nachdem ihnen beim Trocknen schon das (seelische) Wasserelement entzogen worden war und sie dadurch Leichtigkeit bekommen hatten, durch das Feuerelement auch noch vom ebenfalls materiellen Erdelement befreit. Der Pflanzenkörper löste sich unter der vehementen Kraft des göttlichen Feuers in Rauch auf und stieg als Luftelement wieder empor zu den Göttern. Für die Indianer war das ein klassisches Opfer. Auch in unserer christlichen Kultur wurden im Übrigen immer Brandopfer dargebracht, die sich bis heute im Verbrennen von Weihrauch erhalten haben. Nachdem sie die weiblichen Elemente Wasser und Erde, die das Leben auf ihrer großen Mutter Erde ausmachen, aus ihrer Form befreit hatten, schickten die Indianer die männlichen Elemente Feuer und Luft zu ihrem Vater Himmel zurück. Das indianische Leben war in einem uns heute kaum vorstellbaren Maße ritualisiert, eigentlich ein einziges großes Ritual, und so ist es wenig verwunderlich, wie Rauch und Rauchen darüber hinaus noch eine andere Bedeutung erhielten.

Da auch die Götter den Indianern durch die Wolken des Himmels Zeichen gaben und so Unwetter und schöne Perioden, aber ebenso den Wechsel der Jahreszeiten ankündigten, begannen sie, sich gleichsam untereinander mittels Rauchwolken Zeichen zu geben – ganz ähnlich, wie sie das Donnern des Himmelsvaters auf ihren Trommeln nachahmten. Auch zur Versöhnung diente ihnen der heilige Rauch beim Ritual der Friedenspfeife. Diese war ein symbolisches, reichverziertes Gerät ihres Gottesdienstes, Kalumet genannt, und natürlich heilig. Zu der Zeit, als die spanischen Seeleute des Columbus die ersten Indianer den *tobago* »trinken« sahen, hatte sich das Rauchritual bereits weit unter der indianischen Bevölkerung verbreitet. Da sie aus dem Rauchkontakt mit den Göttern so viel Kraft bekamen, hatten die Krieger auf ihren langen Zügen durchs Land zu rauchen begonnen und fühlten sich dadurch gestärkt, ausdauernder und unabhängiger von Hungergefühlen. Auch als Heilmittel wurde der *tobago* geraucht, und er wirkte aus diesem Glauben heraus und aus der rituellen Einbettung seiner Anwendung.

Das mag uns seltsam und typisch für die naiven Eingeborenen anmuten. Doch wir sollten nicht übersehen, dass der heute vehemente Kampf der Medizin gegen den Tabak zugleich der Kampf gegen die Nebenwirkungen eines ihrer ehemals vielumjubelten Medikamente ist.

Wenn wir den Lebenslauf des Tabaks, soweit er uns betrifft, anschauen, blicken wir auf eine Kette von Missverständnissen, Irrtümern, Übertreibungen und Aufgeregtheiten, die uns wenig über den Tabak, aber sehr viel über unsere eigene Geschichte, zum Beispiel auch über die unserer Medizin und Medizinmänner, erzählt. Nachdem der Tabak von den Eroberern nach Europa gebracht worden war und zuerst als Zierpflanze in spanischen und portugiesischen Gärten geblüht hatte, machte er die typische Karriere einer Arznei durch, d.h., er wurde zuerst einmal von den Ärzten ignoriert und abgelehnt und nur von einigen begeisterten Außenseitern gepriesen. Doch allmählich schlich er sich in die Herzen der Ärzte ein und wurde zum umjubelten Allheilmittel gegen so ziemlich jedes Gebrechen. Er wurde geraucht, geschnupft, und seine Blätter wurden als eine Art Umschlag aufgelegt. Bald nachdem er von den Universitätskathedern über den grünen Klee gelobt wurde, war er in jeder Apotheke erhältlich. Hier wurde er – wie man hört – mit viel Erfolg als *herba sancta* (heiliges Kraut) und *herba panacea* (allheilendes Kraut) reichlich an Kranke ausgegeben. An der damals bedeutenden Universität von Sevilla erklärte ihn der einflussreiche Gelehrte Monardes in seiner Laudatio zur »lang ersehnten, allheilenden Wunderpflanze«, und 1685 sagte der Leibarzt von Friedrich Wilhelm wörtlich: »Nichts ist dem Leben und der Gesundheit so nötig und dienlich als der Rauch des Tabaks, der das Leben und die Gesundheit so sehr erhält und hundert Dienste tut.« Davon ist in den heutigen ärztlichen Kommentaren nichts geblieben, außer vielleicht den hundert Diensten, nur reichen sie jetzt von kalten Füßen über Bronchitis zu Herzinfarkt und Lungenkrebs. So wie die Arzneimittel entwickelt sich auch die Medizin in wellenförmigen Zyklen, und der Tabak ist gerade auf dem Weg in ein tiefes Wellental, nachdem er noch vor 40 Jahren, nach dem Zweiten Weltkrieg, einen Beliebtheitshöhepunkt zu verzeichnen hatte. Wie sehr die Ärzte übrigens ihren eigenen Aussagen vertrauen, mag die Zahl von 30 Prozent rauchenden Ärzten beleuchten. Als wir durch Columbus' Vermittlung mit dem Rauchen in Berührung kamen, hatte es schon eine lange Geschichte hinter sich, über die wir nur wenig wissen. Es gibt sogar einige Hinweise auf Rauchrituale, die sich auch an anderen Stellen der

Welt ganz unabhängig entwickelt hatten. So war die Sitte, Weihrauch zu verbrennen, schon im Zweistromland und im alten Ägypten bekannt und fand von hier Eingang in viele Kulturen, etwa auch die jüdische und griechische. Schon Hippokrates empfahl das Einatmen geweihten Rauches bei Frauenleiden, und Plinius riet zur Inhalation des Rauches trockner Huflattichblätter *(Tussilago)* gegen alten Husten. Herodot beschreibt sogar den Gebrauch richtiger Pfeifen zum »Raucheinsaugen«. Von den Skythen berichtet er die Sitte, sich durch das Einatmen des Rauches von Hanfkörnern in Euphorie zu versetzen.

Die eigentliche Geschichte des Rauchens ist aber verknüpft mit der des Tabaks und mit Amerika. Sicher ist, dass die Kaziken, die Medizinhäuptlinge der indianischen Urvölker, das heilige Feuer hüteten und es mit aromatischen Kräutern, unter anderem Tabak, schürten. Dabei ist es sicherlich anfangs ganz unbeabsichtigt zu Trance- und Euphoriezuständen durch den eingeatmeten Rauch gekommen. Diese Auswirkungen wurden dann – aus indianischer Weltsicht beinahe zwingend – den Göttern zugeschrieben. So führte der Gottesdienst am geweihten Feuer zu persönlichem Genuss, und wahrscheinlich wurden die Priester geradezu süchtig nach ihren Rituale, die sie lange Zeit als ihr Privileg bewahrten.

Das Einatmen des Tabakrauches war ursprünglich sicherlich ein unbeabsichtigtes Nebenprodukt, wesentlicher und im Vordergrund stand das Ausatmen des Rauches, wie etwa bei den Mayapriestern, die ihn rituell in alle vier

Himmelsrichtungen bliesen. Auch beim Rauchen der Friedenspfeife geht es in späterer Zeit um das Ausblasen des Rauches in die vier Richtungen des Raumes, um aller Welt von der Versöhnung und dem Frieden zu künden. Vor der Pfeife entwickeln sich in Mittelamerika schon die ersten Tütenzigarren – aus Palmblättern geformte, mit Tabak gefüllte Gebilde, die den 2000 Jahre später in Mode kommenden Joints der späteren weißen Bewohner des Indianerlandes sehr ähnlich gesehen haben müssen. Übrigens sind auch die Joints Utensilien eines Gemeinschaftsrituals, wenn sie, von Hand zu Hand kreisend, die Runde machen und ein entspanntes Gefühl von Frieden im Kreis verbreiten. Von den Mayas kam das Tabakrauchen zu den Azteken, wo dann schon pfeifenähnliche Schilfrohre eingesetzt wurden. Die ältesten Pfeifenfunde stammen aus dem Mississippigebiet von den Vorfahren der Indianer, und hier finden sich auch schon reichverzierte geschnitzte Exemplare, die von einer echten Rauchkultur zeugen. Offenbar wurde den aus der Pfeife entweichenden Rauchfiguren eine weitreichende Bedeutung beigemessen. Es war sozusagen die Bildersprache der Götter, die sich im heiligen Rauch ausdrückte.

Den ersten Hinweis auf profanes Genussrauchen finden wir in Mexiko, wo am Hofe Montezumas auch außerhalb des Kultes nach den Mahlzeiten Pfeife geraucht wurde. Bei der Ankunft der Spanier hatte sich das Tabakrauchen bereits weit über Mittel- und Nordamerika verbreitet, während es in Südamerika noch unbekannt war.

Schon die ersten Rauchversuche der spanischen Seeleute führten zu Sucht und Abhängigkeit und damit zur rasanten Verbreitung unter den Seefahrern, die sich so notgedrungen mit genügend Tabaknachschub versehen mussten. Der erste Spanier, der kubanischen Boden betreten hatte, Rodrigo de Jerez, kehrte bereits als Raucher in seine spanische Heimat zurück. Als ihn seine Landsleute aus Mund und Nase rauchen sahen, wähnten sie den Teufel im Spiel, und Jerez wurde von der Inquisition in den Kerker geworfen. Als er diesen nach Jahren wieder verlassen durfte, kehrte er in eine inzwischen munter rauchende Welt zurück. Die Portugiesen waren es vor allem, die, als führende Seemacht, dem Tabak den Weg bereiteten, bis ihnen später England diese Rolle abnahm. Während der Tabak in Portugal aber bis zum Ende des 16. Jahrhunderts vornehmlich als Zierpflanze diente, wurde er in England sogleich als Genussmittel gebraucht. Thomas Hariot, Sir Walter Raleighs Adjutant, hatte die bessere Gesundheit der Indianer auf das Tabakrauchen zurückgeführt und so den Tabak als Heilmittel empfohlen. Ein nicht untypisches Missverständnis: Tatsächlich hatte das zugleich natürliche und von Ritualen geprägte Leben der Indianer wohl viel mit ihrer besseren Gesundheit zu tun. Aber mit der für uns typischen Tendenz, die Inhalte zu übersehen, hatte sich Hariot an die äußere Form gehalten und damit voll danebengegriffen.

Mit demselben Schiff von Walter Raleigh kam übrigens als weiteres Geschenk der Neuen Welt die Kartoffel mit nach Europa. Sie brauchte 100 Jahre länger, um sich durchzusetzen, obwohl Europa von Hungersnöten heimgesucht war, während die Rauchsitte ganz England bereits im 17. Jahrhundert ergriffen hatte. Die Kartoffel stillte ja auch nur den physischen Hunger. Das Erfolgsgeheimnis des Tabaks liegt dagegen in jenem offenbar größeren Hunger der Menschen nach Genuss und Rausch und in der geheimnisvollen Fähigkeit, sie nicht mehr loszulassen. Gegen diese Abhängigkeit hatte auch der englische König Jakob I. keine Chance, der mit drastischen Schmähschriften die erste Antiraucherkampagne begann. Sie verrauchte im wahrsten Sinne des Wortes wie all ihre zahlreichen Nachfolgerinnen.

Die Verbündeten des Tabaks: Pest und Krieg

Auf seinem Siegeszug kam dem Tabak dann noch die Pest zu Hilfe. Die großen Pestepidemien überzogen Europa und ließen die Ärzte in völliger Hilflosigkeit. Da kam der Tabak, der erst kurz zuvor als neues Wundermittel entdeckt worden war, gerade recht. Der holländische Arzt Diemerbrook etwa schrieb während einer Pestepidemie 1636:

»Wie das Volk sonst auf die Großen sieht, um sich nach ihnen zu richten, so blickte es zur Zeit der Pest auf die Ärzte, um von ihnen zu lernen, wie sie sich inmitten der Gefahr vor Ansteckung bewahren können. Im Verlaufe des Tages nach jeder Mahlzeit rauchte ich. Sobald mir die Ausdünstungen der Kranken unerträglich wurden, ließ ich augenblicklich alles liegen und rauchte Tabak. Der Tabak ist das wirksamste Mittel gegen die Pest, doch muss das Blatt von guter Beschaffenheit sein. Ich habe viel davon gebraucht ...«

Da Diemerbrook ein sehr erfolgreicher Arzt war und viele Heilungsgeschichten zu berichten wusste, haben wir ein gutes Beispiel für die alte Wahrheit, dass der Glaube Berge versetzen kann. Im englischen Nobelinternat Eton mussten die Buben morgens zwangsweise und unter Aufsicht zur Vorbeugung Tabak rauchen. Jedenfalls bereiteten solche Berichte und Praktiken sowie die von der Seuche genährte Angst dem Tabak einen triumphalen Einzug ins Europa des 17. Jahrhunderts. Der zweite große Verbündete des Tabaks war seit jeher der Krieg. Von 1618 bis 1648 schaffte es der Dreißigjährige Krieg, das Pfeiferauchen über ganz Europa und besonders Deutschland, das Hauptschlachtfeld, zu verbreiten. Zum Schluss war jeder der Beteiligten gegen jeden, aber alle für das Pfeiferauchen.

Ähnlich waren es später die Napoleonischen Kriege, die die Zigarren über Europa siegen ließen, nachdem das Rauchen fast dem Schnupfen erlegen war. Der Krimkrieg schließlich wurde zum endgültigen Siegeszug der Zigarette, und der Erste Weltkrieg ließ das Zigarettenrauchen zur weltweiten und bis dahin unvorstellbaren Epidemie werden. Und doch brachte der Zweite Weltkrieg noch eine Steigerung. Von einem etwaigen Dritten Weltkrieg steht zu befürchten, dass er die ganze Welt in Rauch aufgehen lässt ... Offensichtlich enthüllt die Geschichte hier eine Beziehung zwischen Rauchen, Angst und Aggressionen. Noch während des Dreißigjährigen Krieges hagelte es in den deutschen Fürstentümern Rauchverbote, und vielleicht war die nun weltweit einsetzende Verbotswelle die dritte große Verbündete des Rauchens. Nirgends konnte es damit eingedämmt werden, im Gegenteil nahmen die Untertanen von Staat und Kirche das Rauchverbot als Zielscheibe für ihre emanzipatorischen Gelüste.

1642 erließ der Papst eine Bulle, in der er alle mit Exkommunizierung bedrohte, die in der Kirche rauchten. Er erwähnte darin ausdrücklich während der Messe rauchende Priester. In Lateinamerika wurden Priester, die weiterhin die Messe rauchend feierten, mit »ewiger Verdammnis« bedroht. Und obwohl während des 17. Jahrhunderts Rauchen in der katholischen Kirche als Todsünde galt, wurde überall und besonders unter Geistlichen weiterhin geraucht. Sie führten zu ihrer Verteidigung an, dass Rauchen die fleischliche Lust mindere, was übrigens 300 Jahre später als eine die Impotenz fördernde Eigenschaft des Tabaks von der Wissenschaft bestätigt werden sollte. Ende des 17. Jahrhunderts gibt es in fast allen Ländern der Welt strikte Rauchverbote, die konsequent ignoriert wurden. Das Verbot einer Sucht hat diese noch zu keiner Zeit und an keinem Ort der Welt beendet oder auch nur eingeschränkt. Dabei waren die Strafen streng bis horrend. Der Sultan Murad IV. ließ während seiner Regierungszeit in fünf Jahren 25 000 Raucher hinrichten, und doch wurde die Türkei unter ihm zu einem Stammland des Tabakkonsums. Auch in anderen Ländern wurde drastisch bestraft, von der Enthauptung der Tabakhändler an Ort und Stelle (Türkei) bis zu Nasenabschneiden, Auspeitschen, Aufschneiden der Lippen, Verbannung und Vermögenskonfiszierung im zaristischen Russland, China und Japan. Aber auch in Frankreich kam es zu Todesurteilen und zur Verbannung auf die Galeeren.

Von der Verbots- zur Steuerpolitik

Das Volk aber verband die Ausweglosigkeit seiner schon bestehenden Sucht mit dem immer drängender werdenden Wunsch nach Freiheit, und so wurde Rauchen zum Politikum. Von einigen Herrschern wurden die Zeichen der Zeit noch rechtzeitig erkannt.

So machte etwa in Russland der Zar Peter der Große seine Tabakspfeife zum Symbol im Kampf gegen den Klerus und für die Erneuerung des Landes. Clevere Machthaber sprangen noch schnell auf den bereits mächtig *unter Dampf* stehenden Zug und machten sich die neue Sucht *Zug um Zug* und manchmal reichlich unverfroren zu eigenen Zwecken zunutze. Ganz vorn dabei wiederum der Vatikan, der nach heftigsten Droh-Kampagnen bereits 1725 das Rauchen und Schnupfen im Petersdom offiziell wieder erlaubte; um das Verbot hatte sich sowieso niemand gekümmert.

Gut 100 Jahre später stand er dann schon ganz auf der anderen Seite – inzwischen wurde auch an den Tabakabgaben und seiner Produktion gut verdient. 1851 bedrohte derselbe Vatikan die Verfasser von Schmähschriften gegen das Rauchen mit Zuchthausstrafen. Dem Vatikan taten es die meisten Herrscher gleich, und einer, der französische Kardinal Richelieu, war sogar noch etwas schneller. Er versuchte in einer Art Doppelstrategie einerseits, durch Zoll- und Steuerabgaben am Tabak zu verdienen, seinen Konsum andererseits aber durch drastische Preiserhöhungen einzuschränken. Als sich daraufhin der Volkszorn gegen die Wächter über das eingeführte Tabaksteuermonopol entlud, schlug die Staatsmacht des Kardinals hart zu.

War man eben noch für das Rauchen selbst hart bestraft worden, gab es jetzt Todesurteile wegen Behinderung des Tabakhandels und Tabakmonopols. Mit seiner Art ambivalenter Doppelstrategie hat Richelieu übrigens das Maß für alle folgende staatliche Tabakspolitik gesetzt. Zum Ende des 17. Jahrhunderts hatten fast alle Herrscher begonnen, sich über Steuern und Zölle am Tabakgeschäft zu bereichern, und die Verbots- war der Steuerpolitik gewichen. Corti schreibt in seiner *Geschichte des Rauchens:* »Zu Beginn des 18. Jahrhunderts hatte die Welt vor dem Wunderkraut Tabak kapituliert.«[5] Nur in Deutschland zog sich die offizielle Kapitulation noch etwas hin, wobei trotzdem überall geraucht wurde. Erst 1848 fällt das offizielle Rauchverbot im

---

5 Egon C. Corti: *Geschichte des Rauchens.* Insel-Verlag, Frankfurt am Main 1986.

Zuge jener kleinen bürgerlichen Revolution. Gegen das Tabakkraut war kein Kraut gewachsen. Nun brechen 100 goldene Jahre für die Raucher an, in denen sie nicht verfolgt und bestraft, sondern höchstens zur Kasse gebeten werden.

Erst in unseren Tagen findet dieses sorgenfreie Raucherparadies sein Ende mit der immer lauter und auch deutlich vernünftiger werdenden medizinischen Kritik. Tatsächlich ist der Rauch wohl auch erst seit Einführung der blonden amerikanischen Zigaretten nach dem Zweiten Weltkrieg so gefährlich geworden. Bis zur Camel, der ersten blonden, rauchte man hauptsächlich die schwarzen Orientalen, die kaum inhaliert wurden. Im Jahre 1964 blies mit dem *Terry-Report* der erste medizinisch wirklich fundierte Gegenwind in die phantastischen Traumwelten aus blauem Dunst. Natürlich gab es noch eine Menge mehr Politik im Lebenslauf des Tabaks, vor allem spielte er gern eine Rolle im Emanzipationskampf der Untertanen gegen die Obrigkeit. So bezahlten zum Beispiel die jungen Vereinigten Staaten von Amerika die Kosten ihres Unabhängigkeitskrieges gegen die englischen Kolonialherren mit Tabakballen. Zum Dank für diese mit Tabak bezahlte Freiheit zieren die Kapitelle der Säulen des Kapitols zu Washington noch heute steinerne Tabakblätter. Diesem Freiheitsaspekt aus der Geschichte des Rauchens werden wir in der individuellen Rauchgeschichte vieler Menschen wieder begegnen, wenn es um die Emanzipation in der Pubertät oder die der Frauen geht; auch in der Werbung wird dieses Thema wiederkehren.

Rhythmen der Tabakausbreitung

Werfen wir noch einen zusammenfassenden Blick zurück, so erkennen wir eine eigenartige Ordnung, im Sinne eines wiederkehrenden Rhythmus in der Ausbreitung des Tabaks. Zu Beginn des 17. Jahrhunderts setzt sich das Pfeiferauchen zuerst beim Adel durch und findet von dort bis zum Ende des Jahrhunderts Verbreitung im Volk. Zu Beginn des 18. Jahrhunderts beginnen Adel und Klerus zuerst in Frankreich mit dem Schnupfen und gehen damit wieder auf Distanz zum einfachen rauchenden Volk. Gegen Ende des Jahrhunderts hat das Schnupfen das Rauchen fast überall verdrängt. Jetzt gibt es über 200 verschiedene Schnupftabaksorten, und das führt zu den ersten Werbekampagnen, übrigens unter häufiger Verwendung erotischer Symbole und Frauengestalten. Doch mit der Aristokratie gehen auch ihre Tabatieren, jene reichverzierten Schnupftabaksdosen, zugrunde, und Schnupfen verliert wie der Adel an Bedeutung; es fristet seitdem ein Schattendasein wie dieser.

Da kommt mit dem Beginn des neuen Jahrhunderts die Zigarre, wird zum Symbol des revolutionär aufstrebenden Bürgertums und setzt sich mit diesem bis zum Ende des 19. Jahrhunderts vollends durch. Damit allerdings verliert sie alles Revolutionäre und wird im Gegenteil Statussymbol und Zeichen des neuen Reichtums und der Macht der Bourgeoisie. So bekommt die Zigarre etwas Bieder-Behäbiges und passt gut ins Herren- oder Raucherzimmer des ausgehenden 19. Jahrhunderts. Vor kurzem noch Symbol revolutionärer Potenz und in ganz Preußen als Zeichen der Auflehnung gegen die Obrigkeit interpretiert ist sie jetzt dickes Accessoire des typischen gewichtigen, wohlgenährten Kapitalisten. Und damit geht es auch mit ihrer Vorrangstellung zu Ende.

Mit dem 20. Jahrhundert kommt die Zigarette und setzt sich nach ähnlichem Muster durch. Zuerst waren es die Tabakarbeiter, die die Tabakreste sammelten und sich aus Papier ihre eigenen billigen Zigarren herstellten. Eine dieser Arbeiterinnen namens Carmen wurde durch die gleichnamige Bizet-Oper weltberühmt. So wurde die Zigarette von den armen Leuten entdeckt, bevor sie in Frankreich – Zigarette ist die französische Verkleinerungsform von Zigarre – in den besten Kreisen Karriere machte. Auch die Pfeife war ursprünglich, vor ihrem Einzug in die Adelskreise, von den gewöhnlichen Seeleuten entdeckt worden. Die Zigarre wurde ebenfalls von den einfachen Soldaten entdeckt, bevor sie als Bürgersymbol die Karriereleiter erklomm.

Und der Zigarette sollte es nicht anders ergehen. In der eleganten Welt der Künstler und Avantgardisten wurde sie zur Möglichkeit, sich vom behäbigen Zigarren rauchenden Bürgertum abzusetzen. Man begeisterte sich für das »opiate Parfüm der Orientalinnen« oder dann viel später für die »blonden Amerikanerinnen«. Oscar Wilde sagte: »Die Zigarette ist der vollendete Typus eines vollendeten Genusses: Sie ist köstlich und lässt uns unbefriedigt.« Ihre

Karriere verdankte sie wesentlich dem Krieg, und sie erreicht uns via Russland und die Türkei durch den Krimkrieg. Ihre Verbreitung im Volk verläuft lawinenartig. 1870 wurden in Deutschland erst 60 Millionen Zigaretten hergestellt, 1890 sind es bereits über 600 Millionen, 1912 schon 11,5 Milliarden. Im Stellungskrieg des Ersten Weltkrieges schließlich wird die Zigarette zum ersten Massenpsychopharmakon der Geschichte. Von da an ist ihr weltweiter Vormarsch zur Hauptdroge des 20. Jahrhunderts nicht mehr aufzuhalten. Hitlers Versuche – »Die deutsche Frau raucht nicht!« – scheiterten ebenso kläglich wie die seiner Vorgänger. Heute beträgt der Marktanteil der Zigarette am Tabakgeschäft rund 95 Prozent.

Wenn wir diese Entwicklungszyklen betrachten, schaut es trotz der nie da gewesenen Blüte der Tabakindustrie, bei staatlichem Schutz und mit zahlreichen Privilegien gesegnet, für die Zigarette düster aus. Auf dem Höhepunkt ihrer Macht blickt sie zu Beginn des neuen Jahrtausends doch wohl ihrer Agonie entgegen. Denn auch das zeigt die Geschichte der Tabakdarreichungsformen. Von einfachen Pionieren entdeckt folgen auf die schnelle Akzeptanz bei der Spitze der Gesellschaft die Vermassung und dann der Abstieg. Das Weiterleben ist ein klägliches in den Reservaten einiger Snobs, die wohl gerne Avantgarde wären, deren Vitalitätsmangel aber zu offensichtlich ist, um irgendjemanden außer sich selbst zu täuschen.

Zurück zur Zigarette, der nun unser Hauptaugenmerk gelten soll. Für ihre massenhafte Verbreitung gab es neben dem Krieg noch andere Gründe. Die Industrie entdeckte den einfachen Menschen als Arbeiter und Konsumenten und stellte sich auf ihn mit Massenproduktion ein. Außerdem gewann sie sehr an Macht und Durchschlagskraft. Von 20 000 Zigarettenmarken blieben im kapitalistischen Ausleseverfahren nur 200 übrig, im Besitz einer Handvoll Konzerne. Damit ist zwar die Auswahl für den Verbraucher verringert, die Möglichkeit der politischen und gesellschaftlichen Einflussnahme aber immens vergrößert. Auch psycho-soziale Gründe ließen sich noch anführen, doch dazu später.

Als kleine Nebenbemerkung vielleicht noch dies: Als größte Drogenepidemie aller Zeiten hat das Tabakrauchen auch die Basis für den Konsum der anderen Drogen gelegt. Erst mit dem Tabakrauchen entwickelte sich etwa das Opium- und Haschischrauchen. Kurioserweise waren übrigens noch bis 1910 in Deutschland ganz offiziell Zigaretten mit Cannabisanteil auf dem Markt. Cannabis ist der Wirkstoff in Marihuana und Haschisch.

Wir hatten eingangs schon einmal erwähnt, dass jede Zeit die Droge hat, die sie verdient und die ihr entspricht. So ist die Geschichte der menschlichen Zivilisation auch eine Geschichte der Genussmittel. Aus deren Deutung lässt sich wiederum das Hauptthema der jeweiligen Zeit ablesen. War etwa das ganze Mittelalter im Bann der Gewürze aus dem Fernen Orient, verlagerte sich die Faszination im 17. Jahrhundert auf die Kolonialwaren Kaffee, Tee, Kakao und Tabak. Heute ist der Kolonialwarenladen längst ein alter Hut, und neue, spannendere Genussmittel müssen ausgegraben werden, etwa die künstlich synthetisierten Drogen LSD und MDMA. War das eintönige mittelalterliche Leben noch mit einigen Gewürzen und dem Duft des Ostens zu beleben, verlangte das Fernweh der beginnenden Neuzeit schon nach Drogen und Aufputschmitteln. Das 20. Jahrhundert mit seiner Massenproduktion von Genussmitteln lässt auch ihre Anwendung verflachen und zur Gewohnheit verkommen. Jetzt muss Anregung aus einer ganz anderen Welt her, und die psychedelischen Reisen in die Innenwelt tun sich auf. Musik, im weiteren Sinne ebenfalls ein Genussmittel, verliert ihren sakral-rituellen Charakter immer mehr, wird zum Massenkonsum und zur Droge für Millionen. Sie spiegelt vielleicht noch leichter durchschaubar das Thema der Zeit, wenn man etwa an Hüftschwung und Beckenbezug bei der Rockmusik denkt, wie er in *»Elvis the Pelvis«* zutage tritt, und die damit verbundene Zeit sexueller Befreiung. Betrachten wir die jeweilige Rauchsitte als Spiegel ihrer Zeit: Die Bewusstheit und Länge des Rauchrituals seiner indianischen Erfinder enthüllt deren Bewusstheit und Wissen um die Qualität von Zeit und Raum. Das Ritual zeigt ihr Eingebundensein in den Kosmos und seine Ordnung zwischen Mutter Erde und Himmelsvater. So wie ihr Rauchen ist ihr ganzes Leben Ritual, ein Opfer für den Großen Geist. Das Pfeifenritual des 17. Jahrhunderts verträgt diesen Namen vielleicht gerade noch, obwohl ihm schon viel Bewusstheit und alles Sakrale fehlt. Hier geht es ganz um persönlichen

Genuss, Opfercharakter und Bezug zu Kosmos und Gottheit sind verschwunden. Doch ist noch eine gewisse Ruhe und Gemütlichkeit vorhanden. Tatsächlich ist der Egoismus im Leben der europäischen Eroberer gegenüber den amerikanischen Ureinwohnern unübersehbar. Zwar wird Gott noch bei allem vorgeschoben, aber er spielt in Wirklichkeit längst keine Rolle mehr.

Es geht um persönlichen Genuss, für den es immerhin noch genügend Raum und Zeit gibt. Man hat seine Ausrüstung an Pfeifenutensilien, vielleicht auch seinen eigenen Rauchplatz. Es bedarf der sorgfältigen Vorbereitung des Pfeifenreinigens und -stopfens vor dem eigentlichen Genuss, der immerhin auch noch jene Bewusstheit verlangt, die das Ausgehen der Pfeife verhindert.

Das Schnupftabakritual des 18. Jahrhunderts hat zwar nichts mit dem Rauchen zu tun, aber immerhin mit Ritual, wenn auch in einer eher morbiden Form. In seinem gespreizten, übertriebenen Aufbau, seinen vielfältigen und wertvoll verzierten Tabatieren spiegelt sich die Manieriertheit einer Zeit, die sich in den leeren Formen ihrer überlebten höfischen Etikette erging. Die Revolution muss für sie wie eine Erlösung aus dieser erstarrten und schon zu Lebzeiten abgestorbenen Form gewesen sein. So sang- und klanglos wie der Adel und seine Etikette sich verabschiedeten, verschwand auch die Sitte des Tabakschnupfens.

Mit der Zigarre ist der Mensch des 19. Jahrhunderts unabhängiger geworden, kann auf Werkzeuge, bis auf den Endenschneider, verzichten und bedarf außer dem Anschneiden keiner besonderen Vorbereitungen. Das Rauchen der Zigarre aber entbehrt noch immer nicht einer gewissen Gemütlichkeit. Zigarren werden meistens, obwohl sie auch schon überall fertig zur Verfügung stehen, im Sitzen und in Ruhe genossen, brauchen sie doch auch ihre Zeit, bis sie verraucht sind. So wie die Zigarrenlänge ein gutes Maß für den Zeitablauf des 19. Jahrhunderts ist, zeigt und bestimmt die Zigarette den Takt des 20. Jahrhunderts. Die Zigarettenlänge ist zu einem Schlagwort geworden, und die entsprechenden fünf Minuten wurden zum Takt des Jahrhunderts. Nahm sich der Arzt des 19. Jahrhunderts noch eine Zigarrenlänge Zeit für seine Patienten, landete der moderne Kassenarzt bei der Fünf-Minuten-Medizin. Die Zigarette ist allzeit bereit und verfügbar, ihr Genuss bedarf weder der Vorbereitung noch der Bewusstheit. Sie geht nicht aus und raucht sich zur Not sogar allein. So wird sie zum Symbol einer schnelllebigen, über weite Strecken bewusstlosen Zeit. »Hektik statt Bewusstheit« ist das Motto, selbst der Genuss muss nebenbei und zwischendurch geschehen. Im Gegensatz zum Zigarrenraucher des vorhergehenden Jahrhunderts setzt sich der typische Zigarettenraucher auch gar nicht mehr hin zum Genießen. So stellt sich die berechtigte Frage, ob etwas, das so wenig Bewusstheit bekommt, überhaupt noch als Genuss anzusprechen ist.

Der typische Kettenraucher weiß und erlebt von den meisten seiner Glimmstängel nichts. Ihm geht es offenbar im Wesentlichen um den pharmakologischen Effekt seines Suchtmittels. Auch das ist ein Symbol unserer Zeit: Die Suche von Millionen Menschen ist im Materiellen steckengeblieben und zur Sucht geworden. Genuss im Takt und Stil der neuen Zeit. Der Countdown läuft: 7684 … 7683 … 7682 Zigarettenlängen bis zum wohlverdienten Ende. Denn tatsächlich sind Lunge und Gefäße sehr nachtragend und schreiben jeden Glimmstängel auf dem Krankheitskonto an.

Kapitel 4

Die Deutung des Rauchens aus seiner Geschichte heraus

Eroberungssucht und ihre Kehrseite

Die beste Möglichkeit, aus dem Rauchen etwas für den eigenen Lebensweg zu machen, scheint uns, es ehrlich von allen Seiten zu betrachten. Seine Gegner und Anhänger haben oftmals beide recht, doch kommt es darauf nicht an. Aber Wertung führt uns nicht weiter, lediglich das Bewusstsein für die eigenen Motive, zu rauchen oder nicht zu rauchen, es zu verteidigen oder zu bekämpfen, kann weiterbringen. Rauchen ist mit Sicherheit ein Symptom, und Abhängigkeit ist ein Symptom mit Krankheitswert. Aber *militantes* Nichtrauchen ist ebenso Symptom, obendrein eines, das das gleiche Problem verrät. Als Krankheitssymptom wollen wir das Rauchen folglich auch behandelt sehen, und damit steht dem Raucher das gleiche Anrecht zu wie jedem anderen Kranken: Er verdient es, mit seinem Problem ernst genommen zu werden, und ebenso Mitgefühl und Schutz vor Angriffen. Sonst werden Kranke auch nicht für ihre Symptome beschimpft und moralisierend niedergemacht. Wenn wir die Symptome in ihrem Ausdruck ernst nehmen, können sie Stufen auf dem Weg werden. Sie zu bekämpfen wird dagegen, wie die Geschichte zeigt, nichts bringen. Die eigentliche Aufgabe heißt sogar, sie lieben zu lernen, denn dann können wir an ihnen am besten wachsen. So wie wir auch am meisten wachsen, wenn wir unsere Feinde lieben lernen, wie Christus das fordert. Und betrachten wir nicht Symptome oft genug als Feinde, als unsere inneren Feinde? Diese inneren Feinde aber spiegeln die äußeren und sind uns Aufgabe auf dem Lebensweg, an beiden gilt es gleichermaßen zu wachsen.

Ein wichtiger Schritt zur Deutung eines Symptoms ist die Betrachtung des Zeitpunktes seines Auftretens, am besten des ersten Auftretens, und anderer wichtiger Ereignisse, die in diesen Zeitraum fielen. So haben wir mit unserem Ausflug zu den Kindertagen des Rauchens schon eine wichtige Vorarbeit geleistet.

Das erste Auftreten des Rauchens bei uns hängt offensichtlich mit der Entdeckung und anschließenden Eroberung der Neuen Welt zusammen. Damals wurde ganz Europa von Abenteuerlust erfasst, und viele Menschen spürten diese Sehnsucht nach der Ferne, den geheimnisvollen Duft der großen, weiten Welt. Nun waren es aber zahlenmäßig sehr wenige, die die wirklichen Reisen in die Neue Welt unternehmen konnten, den allermeisten fehlten wohl Gelegenheit und Mut. Für sie, die Zu Hause Gebliebenen, mussten die Mitbringsel der Abenteurer, die Kolonialwaren, den Duft der weiten Welt ersatzweise verbreiten. Und nichts war dazu geeigneter als der Tabak, auf den damals nicht zufällig die wundervollsten Eigenschaften projiziert wurden. Durch Tabakrauchen ließ sich wenigstens ein wenig Anteil nehmen an Abenteuer und Mut der Weltumsegler. Im Tabak-Aroma spürte man gleichsam die bestandenen Gefahren und Mutproben mit – bequem zurückgelehnt im heimischen Lehnstuhl. Der Rauch, der sich so frei in den phantastischsten Figuren schwebender Leichtigkeit erging, spiegelte wohl etwas wider von dem, was einem auf der anderen Seite der Weltkugel entging, dort nämlich, wo die eigentliche Entwicklung weiterging, von der man selbst ausgeschlossen blieb. Ganz ähnlich wie wohl der Rauch den Indianern die andere Seite der Wirklichkeit, die der Götter, spiegelte, die auch ihnen wichtiger als die eigene war und doch verborgen blieb. Allerdings durchschauten die Menschen des 16. Jahrhunderts dieses Spiel mit Projektionen im Gegensatz zu den bewusst damit umgehenden indianischen Schamanen nicht einmal im Ansatz. Das ist bis heute so geblieben.

Noch immer sind es dieselben Illusionen, mit denen die Zigarettenwerbung arbeitet, noch immer muss der Rauch von Zigaretten den ewig zu Hause Sitzenbleibenden, Mutlosen den Duft der großen, weiten Welt ersetzen. Der Geruch von Abenteuer wird auch heute durch Rauchillusionen ersetzt, und Schwaden bläulichen Rauches spiegeln dem typischen Büromenschen auf ihrem phantasievollen Weg in die Schächte der Klimaanlage die Freiheit und Ungebundenheit der weiten Welt.

Hier zeigt sich ein Aspekt des Rauchens, und natürlich ist nicht jeder Raucher davon betroffen und automatisch ein feiger Stubenhocker. Diejenigen allerdings, die die Abenteuermarken bevorzugen, sollten vorsichtig mit vorschneller Abwehr sein. Denn auch in so kleinen Dingen wie der Lieblingsmarke zeigt sich sehr viel Ehrliches. Das Symptom ist per Definition ein Schattenanteil und zeigt gegenpolige ungeliebte Dinge. Rauchende Abenteurer sind eher unecht, sonst müssten sie nicht ersatzweise zu Abenteurerzigaretten greifen; aber sie wären es zu gern, wenn sie sich nur trauten!

Plötzlich mit einer unangenehmen Wahrheit konfrontiert zu werden, das löst verständlicherweise Widerstand und Abwehr aus. So lässt sich dieses Phänomen sogar auf dem Weg zu mehr Eigenehrlichkeit benutzen, denn je mehr Entrüstung und Abwehr eine Deutung hervorruft, desto sicherer liegt hier der Hund begraben. Eigenblindheit ist nichts Böses, sondern etwas Selbstverständliches. Für seinen eigenen Schatten ist jeder Mensch zuerst einmal blind, und es bedarf einer Menge Mutes, Licht ins eigene Dunkel zu bringen, für den Abenteuerraucher offensichtlich eine doppelt schwere Herausforderung. Das Thema »Eroberung einer neuen Welt« wollen wir damit fürs Erste verlassen, wobei wir, wenn es um die Eroberungen in der Welt der Erotik geht, dorthin zurückkehren müssen.

Angst und Haltlosigkeit im großen und im alltäglichen Kleinkrieg

Dem Lebenslauf des Rauchens konnten wir auch entnehmen, dass der Pest eine große Rolle bei seiner Verbreitung zukam. Die Angst vor dem Schwarzen Tod ist eine der Grundängste des Menschen geblieben. Bis heute haben die Kinder Angst vor dem Schwarzen Mann. Und wer sollte sich hinter diesem verbergen, wenn nicht Gevatter Tod. Auch moderne Erwachsene zieht dieses Thema ungebrochen in seinen Bann, wie etwa am Erfolg von Filmen wie »Halloween« und ähnlichen Gruselepen zu sehen ist. Wann immer diese Grundangst nicht konfrontiert, sondern verdrängt wird, sinkt sie in den Schatten und begegnet uns draußen in der Projektion. Durch Flucht und Verdrängung lässt sich keinem Thema, schon gar keinem Urthema, entkommen. So hatte auch die Flucht ins Rauchen aus Pestangst etwas Makabres, wenn wir an die moderne Karikatur denken, die den Tod mit Zigarette in der Knochenhand zeigt und deren Bildunterschrift lautet: »Rauchen macht schlank«. Dem, was sie gerade ängstlich meiden wollten, kamen schon die damaligen Raucher gerade nahe, dem Tod. Dieses große Thema zeigt sich hier sogar am gleichen Körperschauplatz: Lungenpest und Lungenkrebs begegneten sich. Die Lunge aber ist nach der Haut unser zweites Kontaktorgan,[6] und ihre Erkrankung

---

[6] Detailliertere Informationen und Ableitungen zu dieser Art von Bedeutungszuordnung von Organen und auch Krankheitssymptomen

auf den Tod zeigt uns damals wie heute ein nicht bewältigtes, in den Schatten gesunkenes Kommunikationsproblem, das sich erst auf der Körperbühne wieder zeigen und ausleben kann.

Von einigen Medizinern wird uns heute eine enorme Zunahme an Lungenkrebserkrankungen vorausgesagt, und das wiederum könnte auf eine Parallele zwischen beiden Zeiträumen hinweisen. Der Schwarze Tod der Lungenpest markierte sehr drastisch ein Kommunikationsproblem am Umbruch zur Neuzeit. Möglicherweise ist unser Kommunikationsproblem, das sich in den vielfältigen Lungenerkrankungen von der Bronchitis bis zum Lungenkrebs spiegelt, ebenso ein Markstein am Übergang zu einer neuen Zeit, die als »New Age« schon längst am Horizont geortet wurde und sich nun in den Träumen von einem neuen Zeitalter, beginnend mit dem Jahr 2012, widerspiegelt.

Auf jeden Fall können wir feststellen, wie Rauchen neben Angst auch ein Kommunikationsproblem abbildet. Auch darauf werden wir zurückkommen, sobald wir die vielfältigen Möglichkeiten betrachten, über Rauchen in Kontakt zu kommen, »anzubandeln«, um eigene Kommunikationsprobleme wie Unsicherheit und Hemmungen zu überspielen. Vorerst mag der Verdacht genügen, Raucher hätten Kontaktprobleme und seien eher ängstliche Zeitgenossen. Dass dies wiederum dem von der Zigarettenwer-

---

finden sich in meinem Buch *Krankheit als Symbol* (C. Bertelsmann, München 2008).

bung gemalten Raucherbild so diametral widerspricht, mag anzeigen, wie richtig diese Fährte ist.

Ein weiterer Förderer des Rauchens ist uns im Krieg begegnet. Das hat sicher auch wieder mit der Angst zu tun, die Menschen in Kriegszeiten erfasst. Angst ist Enge (lat. *angustus* = eng); Menschen machen sich eng, ziehen sich in ihre nächsten Grenzen zurück, um all den lauernden Gefahren kein Ziel zu bieten, und werden dadurch gerade verletzbar. Auch im Körper ziehen sich die Blutgefäße zusammen, und das Blut, Symbol des Lebens, flieht nach innen. Die Randbezirke des Körpers werden vernachlässigt, die (Haut-)Grenzen geschlossen. Wir spüren es daran, wie kalt uns wird, und sagen auch: »Mir läuft ein kalter Angstschauder über den Rücken.« – »Ich habe kalte Füße bekommen« steht neben seiner konkreten Bedeutung sogar synonym für »Angst bekommen«.

Natürlich ist die Mangeldurchblutung der Extremitäten nicht gerade sinnvoll in Angstsituationen, denn um sich der Gefahr zu *stellen*, bräuchte es gerade belebte Füße und Beine, und selbst zur Flucht sind wir auf deren Lebendigkeit und damit Durchblutung angewiesen. Der Körper zeigt uns hier, was wirklich mit uns los ist: Wir *stellen* uns eben nicht, sondern haben uns in unser Innerstes verkrochen, sind für gar nichts von draußen mehr offen. Durch Zittern – vor Kälte oder Angst gleichermaßen – versucht der Organismus, noch ein wenig Wärme zu produzieren und uns am Leben zu halten. Denn würden Angst und/oder Kälte unbegrenzt zunehmen, müssten wir vor Angst (Schreck) oder Kälte sterben bzw. erfrieren. In solch unangenehmen Angstsituationen greifen Raucher mit Vorliebe zur Zigarette. Die Angstmomente des täglichen Lebens sind dabei genauso wirksam wie jene des Krieges. Der Griff zur Zigarette soll die Situation erleichtern, aber wie schon im Fall der Pest bewirkt er genau das Gegenteil. Mit jedem Zug werden die Gefäße noch enger gestellt, die Mangeldurchblutung nimmt weiter zu und verschlechtert die Situation.

Es ist bekannt, wie sehr Raucher zu Durchblutungsstörungen wie Raucherbein oder Herzinfarkt neigen. Chronisch kalte Füße und Hände sind der erste Schritt dorthin. Darüber hinaus machen sie ehrlich, zeigen sie doch, wie Raucher tatsächlich ständig *kalte Füße* in des Wortes Doppelsinn haben. Ein schon vertrautes Muster: Anstatt sich die Angst einzugestehen, flieht der Raucher zur Zigarette, und die rettet ihn nicht, sondern macht seine Situation noch deutlicher und damit ehrlicher.

Einen überdeutlichen Hinweis in diese Richtung gibt die erste Zigarette im Leben. Von ihr bekommt man neben Schwindel und Übelkeit oft auch *Schiss,* was nur ein ordinäreres Wort für Angst ist. So zeigt schon die erste Zigarette, wie viel Rauchen mit Angst und *üblem* Schwindel zu tun hat. Man will wer weiß wie erwachsen dastehen, und der unangenehm ehrliche Körper zeigt, was für ein Schwindel das ist. Bevor man sich's versieht, hat man gar »die Hosen voll«.

Die Angst ist aber nur ein Charakteristikum des Krieges, andere liegen in den frei werdenden Aggressionen und der herrschenden Haltlosigkeit, der Verunsicherung aller bisherigen Werte und dem totalen Mangel an Genuss. Ohne Zweifel entladen sich in jedem Krieg die Aggressionen auf allen Seiten, und ohne Zweifel wird von Soldaten besonders stark geraucht. Wir können vermuten, dass Rauchen in dieser Situation nicht nur ein, wie wir gesehen haben, vergeblicher Ableitversuch für die Angst ist, sondern auch ein Ventil für aufgestaute Aggressionen und ein Versuch des Soldaten, in einer Zeit ohne Werte und Halt bei der Zigarette wenigstens symbolisch Halt zu finden. Hinzu kommt die prinzipielle Tendenz zu Haltlosigkeit bei Soldaten, wie sich bei allen möglichen und unmöglichen Gelegenheiten in Schlägereien, Vergewaltigungen, Plünderungen, Alkoholorgien und anderen Exzessen zeigt. Tatsächlich sollen Soldaten sogar haltlos sein, werden mit Vorsatz gefügig gemacht, und schon während ihrer Ausbildung wird ihnen mit Absicht das seelisch-geistige Rückgrat gebrochen. Umso gerader und aufrechter muss das physische beim Exerzieren gezeigt werden. Soldaten sollen nicht mitdenken, sie sollen gehorchen und funktionieren, und das wird ihnen beim Drill des Exerzierens, Strammstehens usw. beigebracht. Sie sollen ihre Individualität weitgehend aufgeben, weswegen sie, in gleiche Bewegungsmuster gezwungen, mit Einheitshaarschnitt versehen, in Uniformen (= gleiche Form) gesteckt werden. Auch ihre moralische Haltlosigkeit ist militärisch erwünscht, müssen sie doch von einem Moment zum anderen auf Befehl Verbrechen wie Mord und Totschlag begehen, die bisher als gänzlich tabu galten.

Wer innerlich so haltlos gemacht bzw. zumindest in seinen Wertgefühlen verunsichert ist, greift leicht nach jedem Strohhalm, wenn er nur Halt verspricht. Und die Zigarette verspricht diesen Halt. Dass der letztlich natürlich Illusion bleibt, versteht sich von selbst. Wie sollte dieses kleine mit Tabakschnipseln gefüllte Papierröhrchen äußeren oder inneren Halt geben? Jedoch die Illusion genügt anfangs, und da mag es schon viel sein, immer eine Zigarette im Griff zu haben, wenn man sonst gar nichts im Griff hat. Wo alle anderen verlässlichen Anhaltspunkte so fern liegen wie im Schützengraben, kann man sich wenigstens jederzeit an seinem Glimmstängel festhalten.

So ist die Zigarette auch hier wieder Ersatz – Ersatz für echten Halt; und der Raucher kann sich fragen, inwiefern er mit dem Rauchen seine Haltlosigkeit symbolisch bearbeitet und sich vorspiegelt, die Dinge im Griff zu haben, während es in Wirklichkeit nur der Sargnagel ist. Für den im Schützengraben liegenden Landser mag das glimmende Ende seiner Zigarette auch den Funken Hoffnung spiegeln, der immer bleibt; nur eine glimmende Hoffnung zwar, aber doch ein Lichtpunkt in der Finsternis und Ausweglosigkeit seiner Lage. Am liebsten lässt er dieses Licht gar nicht mehr ausgehen, als symbolisiere es wirklich das Leben. Viele wurden hier zu Kettenrauchern, und darin liegt wieder ein eindrucksvolles Bild – die Kette der glimmenden Lichtpunkte, die niemals ausgehen, wie das Ewige Licht in der Kirche, und anzeigen: Hier ist noch Leben. Tatsächlich haben auch heute Kettenraucher von sich ein

Bild besonderer Lebendigkeit und Aktivität, sie neigen dazu, diese Zigarettenkette als Stütze und Hilfe bei ihrem gewaltigen Tagespensum anzusehen. Das viel näher liegende Bild des Kettenhundes, der da im wahrsten Sinne des Wortes abhängig und unfrei am Gängelband zappelt, übersehen sie lieber. Kein Wunder, ist es doch ihr Schattenthema und damit viel ehrlicher und unangenehmer. Wieder sind Lebendigkeit und Aktivität die Wunschvorstellung, und die Wahrheit liegt im Gegenpol, in der fesselnden Kette der Abhängigkeit und der Angst vor der eigenen Hilflosigkeit.

Zum Thema Aggressionsentladung mag der Schlüssel auch schon in der Sozialisation zum Soldaten liegen. Bei der Art der Ausbildung, der zwangsweisen Entwurzelung durch die Einberufung, der Entmündigung und Reduzierung aller Persönlichkeitsrechte muss Aggression im Überfluss vorhanden sein, von der auf den Feind projizierten ganz zu schweigen. Diese aufgestaute Aggression dürfte sich in den unzähligen Zigaretten entladen, über die Soldaten »Dampf ablassen«. In der Tat gehört die Zigarette wie das tägliche Brot zu jeder Soldatenration auf beiden Seiten der Front. Als ein amerikanischer General, dessen Division lange auf ihren Einsatz warten musste, von einer aufgeregten Reporterin gefragt wurde, was sie jetzt am dringendsten bräuchten, antwortete er: »1. Zigaretten, 2. Zigaretten, 3. Zigaretten!«

Selbst in Friedenszeiten hat das Militär den Effekt, jungen Soldaten neben dem lichten Anspruch von Zucht und

Ordnung auch die Schattenseiten Rauchen, Saufen und Fressen näherzubringen. Das Problem wird auch bei der deutschen Bundeswehr deutlich: Da müssen zum Beispiel Züge der Bahn vor auf dem Rückweg in die Kasernen betrunken randalierenden Wehrpflichtigen geschützt werden. Ein Gutteil der Wehrpflichtigen kommt durch den Drill zu Übergewicht und Zigarettenabhängigkeit statt in Form und verliert die ursprüngliche Motivation für Studium und Beruf. Auch insofern ist der überfällige und nun vollzogene Abschied von der Wehrpflicht kein schmerzlicher. Bei allen medizinischen Untersuchungen zeigt sich, wie selten psychosomatische Erkrankungen bei kämpfenden Frontsoldaten auftreten – im Vergleich zu den Soldaten in der Etappe. Das wird regelmäßig von Wissenschaftlern dahingehend interpretiert, Frontsoldaten hätten alle Möglichkeiten, ihre Aggressionen im Kampf auszuleben und ihrer Angst Ventile in konkreten Taten zu schaffen. Die überwältigende Masse der Soldaten kämpft aber auch im Krieg nicht, sondern wartet darauf oder langweilt sich oder ist mit routinemäßigen Nachschubproblemen befasst und hat so kaum Ventile für Aggressionen.

Dass ein Zusammenhang zwischen Aggressionsstau und Rauchen besteht, legt schließlich auch das zeitliche Zusammenfallen von Massenindustrialisierung und massenhaftem Zigarettenkonsum nahe. Seit die Schlote rauchen, rauchen auch die Menschen wie die Schlote. Mit der Dampfmaschine wurden die Menschen fähig, den unter Druck gesetzten Dampf für sich arbeiten zu lassen. Aber dabei gerieten auch sie selbst immer mehr und massenhaft unter Druck und Dampf; und so, wie ihre Dampfmaschinen über Ventile verfügten, um den Überdruck abzulassen, brauchten auch die Arbeiter, die unter zunehmendem Druck an ihnen schufteten, Ventile, um ihren Überdruck und gestauten Dampf loszuwerden. Die Zigarette entwickelte sich hier zum idealen Ventil, um – im wahrsten Sinne des Wortes – bei jeder »notwendigen« Gelegenheit Dampf abzulassen. Dampfmaschinen sind inzwischen längst überholt, aber der Druck in unserem Leben ist noch größer geworden. So sind Zigaretten als Überdruckventile notwendig wie je. Der Medizinsoziologe von Troschke[7] formulierte vor nicht zu langer Zeit, unsere Gesellschaft könne sich aus ebendiesem Grunde gar kein Rauchverbot leisten. »Das Unzufriedenheitspotenzial würde beträchtlich ansteigen, wenn wir das Zigarettenrauchen wirklich ersatzlos abschaffen könnten. Die Zigarette gehört zu den für die moderne Gesellschaft unverzichtbaren Beruhigungs- und Anpassungsdrogen ...«

Es bleibt festzustellen, das Rauchen scheint ein Weg zu sein, aufgestaute Aggression über den Körper abzudampfen. Der Verdacht liegt nahe, Raucher hätten Probleme, mit ihrer Aggression fertigzuwerden bzw. sie zur richtigen Zeit einzusetzen. Wie später noch vonseiten der Medizin zu erfahren sein wird, richten sie mit dem Rauchen aber die Aggressionen gegen sich selbst. Das stabilisiert wohl

---

[7] Jürgen von Troschke: *Das Rauchen. Genuss und Risiko.* Birkhäuser, Basel 1987.

die Gesellschaft, ruiniert aber im selben *Atemzug* die eigene Gesundheit. Wie sehr ihnen das alles *stinkt*, zeigen sie nachdrücklich, indem sie alles vollstinken und -stänkern. Typischer Raucheratem und Husten, mit dem sie morgens schon den neuen Tag begrüßen, verraten, wie es in ihnen aussehen mag. Sie husten sozusagen schon dem gerade beginnenden Tag etwas. So werden die Aggressionen, die herausdrängen, zwar unüberhörbar, aber Chef oder Partner, denen sie eigentlich gelten, sind noch nicht gezwungen, sie auf sich zu beziehen. In diese Richtung ist auch die hohe Anpassungsbereitschaft, die immer wieder bei Rauchern zu finden ist, einzuordnen. Nach außen brav, lassen sie es in der eigenen Lunge brodeln. Die chronische Entzündung der Bronchien ist das körperliche Abbild des chronischen Konfliktes, in dem der Raucher lebt. Sich ihm offen zu stellen dürfte der Mut fehlen, und so tobt der Krieg ersatzweise in der Brust. Bild und Ablauf einer Entzündung entsprechen tatsächlich bis in die Einzelheiten einem Krieg.

Selbst die Sprache verwendet identische Worte: Kriege und Konflikte entzünden sich genau wie Gewebe und Organe. Erreger erregen die Truppen des Körpers, provozieren Abwehrreaktionen und liefern sich Gefechte mit Antikörpern; Fresszellen stürzen sich in Kamikaze-Manier auf angreifende Antikörper, weiße Blutkörperchen bilden Abwehrwälle und kesseln die Gegner ein ... Der anfallende Kriegsschrott wird jeden Morgen ausgehustet und enthüllt die Spuren der unentwegt vor sich hin schmorenden

Auseinandersetzung. Ein Raucher lebt also in einem chronischen Kriegszustand, vergleichbar einem Stellungskrieg. Der Schauplatz ist seine Lunge, das Kommunikationsorgan. Er hat offensichtlich nicht den Mut, sich seine Aggressivität einzugestehen und in die notwendige Auseinandersetzung mit seiner Umwelt einzubringen. Dies ist verständlich, und wir hatten gesehen, wie sein Mut und seine Abenteuerlust sich auf Spiele mit den phantasievollen Rauchwolken des blauen Dunstes beschränken.

Ersatz für orale Liebe und Emanzipation

Als letztes Charakteristikum des Krieges wollen wir noch den fast vollkommenen Mangel an Genuss auf seine Beziehung zum Anstieg des Rauchens untersuchen. Heraklit formulierte: »Der Krieg ist der Vater aller Dinge.« Nun braucht es offensichtlich neben einem Vater auch eine Mutter. Der Gegenpol des Krieges[8] wäre der Frieden, Gegenspielerin des Kriegsgottes Mars die Liebes- und Friedensgöttin Venus. In Kriegszeiten scheint tatsächlich nur Mars zu regieren. Andererseits hatten wir schon anfangs dargelegt, wie nichts wirklich verschwinden kann. Wenn also einmal ein Pol der Wirklichkeit extrem in den Vordergrund rückt und sein Gegenüber scheinbar aus der Welt

---

8 Eine ausführliche Ableitung der Parallelen zwischen Entzündung und Krieg findet sich in meinem Buch *Krankheit als Sprache der Seele* (Goldmann Arkana, München 2007).

drängt, finden wir diesen Gegenpol mit Sicherheit im Schatten wieder. Und tatsächlich begegnet uns das Urprinzip Venus im Krieg überall im Schatten. Die von ihren Familien und Frauen weit entfernten Soldaten fallen bei jeder Gelegenheit – und oft sogar vergewaltigend – über die Frauen im Feindesland her. Auch darin spiegelt sich Venus – nur eben von ihrer Schattenseite. Oder aber Venus übernimmt das Regiment in den Bordellen, die wie Pilze aus dem Boden schießen, wo immer Soldaten verweilen. Neben der sexuellen Liebe fallen auch alle oralen Bedürfnisse unter das Venusprinzip; und da zum Küssen so selten Gelegenheit ist, das Essen meist nicht reicht, sie sich zum Daumenlutschen aber zu erwachsen fühlen, wird bei jeder Gelegenheit getrunken oder geraucht. Das Nuckeln an der Zigarette ist ein ganz wesentlich orales Stimulans und mit Sicherheit kein Zeichen von Männlichkeit, wie sich noch deutlicher zeigen wird. Aber es ist die für alle am Krieg beteiligten Soldaten einfachste Methode, zu Genuss zu kommen, dem Alkohol weit überlegen, da besser dosier- und transportierbar. Außerdem ist ein rauchender Soldat eher besser einsetzbar. Er beruhigt seine Nerven, tut damit etwas gegen die Angst, kann seinen Überdruck situationsadäquat ablassen und hat immer wieder eine Freundin an der Hand oder gar zwischen den Lippen. Darüber hinaus reduziert die Zigarette den Hunger – und sogar den sexuellen –, erlaubt sie doch, das entsprechende Prinzip auf ihrer Ebene zu leben. Alkohol wäre dagegen viel problematischer, von einer wirklichen Freundin ganz zu schweigen.

Bleibt festzustellen, wie viele Raucher auch ein orales oder ein Venusproblem haben – je süchtiger sie saugen, desto deutlicher wird dies. Raucher zeigen rauchend, wie wenig ihre oralen Genussbedürfnisse über andere Wege befriedigt werden. Dieses chronische Unbefriedigtsein wird besonders deutlich, wenn sie keinen Zigarettennachschub bekommen. Vielfach versuchen sie dann, sich über einen der anderen Venuswege Befriedigung zu verschaffen, und stürzen sich beispielsweise auf Essen und Trinken. Steht die Zigarette nicht mehr im Dienst der aggressiven Überdruckableitung, kann es natürlich sein, dass sie explodieren und ihrem Stau über diesen Weg Luft verschaffen. Bei anderen kommt in solch einer Situation ihre ganze uneingestandene Angst zum Ausdruck, und sie werden von Nervosität umgetrieben. Tatsächlich kann jede Entzugssituation sehr deutlich und ehrlich zeigen, wo der Schwerpunkt des Problems liegt.

Als letztem Punkt aus der Geschichte des Rauchens wollen wir uns noch jenem häufig auftauchenden Zusammenhang mit emanzipatorischen Bestrebungen zuwenden. Tatsächlich war die Verfolgung des Rauchens oft deshalb so hart und brutal, weil die Raucher mit ihren Dunstwolken auch ganz offensiv politische Ziele verbreiteten. In Russland und der Türkei formierte sich der Widerstand in den Kaffeehäusern, wo hauptsächlich geraucht wurde. In Preußen war die Zigarre ein Symbol der Bürgerpotenz und der Auflehnung gegen die Obrigkeit. Peter der Große blies mit Tabakrauchwolken den Mief aus seinem Reich und Verunsicherung in den Klerus. Der hatte schon frühzeitig den Rachen des Rauchers zum Höllenschlund erklärt, wohl wegen der ähnlichen Rauchentwicklung in beiden Fällen. Die deutschen Revolutionäre von 1848 kämpften unter anderem gegen das Rauchverbot.

Noch heute ist die Zigarette vor allem für aufstrebende Karrierefrauen ein Zeichen der Macht und Eroberung bisher männlicher Privilegien. Der entsprechende Nachholbedarf zeigt sich in der rasanten Zunahme des Zigarettenkonsums unter jungen Frauen und Mädchen. Auch die Studentenbewegung von 1968 zeichnete sich durch eine enorme Rauchentwicklung aus, wobei außer Schall und Rauch wenig von ihr blieb. All diesen Bewegungen war das Gegen-die-Autorität-»Anstinken« gemeinsam, und tatsächlich ist das Anblasen mit Tabaksqualm ein äußerst aggressives Vorgehen, nur das Anspucken mit Kautabak könnte noch herabsetzender sein. Dieses Phänomen blieb allerdings eine rein amerikanische Sitte. Als die Engländer einmal einen ihrer Könige zur Hinrichtung führten, bliesen sie ihm tatsächlich Tabaksqualm, den er hasste, ins Gesicht.

Alle diese Erhebungen zeigen, wie sehr Rauchen in der Rolle der Ersatzfunktion blieb und niemals echte Autorität ersetzen konnte, solange es beim »Stänkern« blieb. Wo viel Qualm ist, muss durchaus kein großes Feuer sein, im Gegenteil, ein starkes Feuer entwickelt meist gar nicht viel Rauch. Die Rauchrevolutionen verliefen dann auch häufig nach dem Motto: »Viel Rauch um nichts.« Die Affinität vieler Aufständischer zum Rauchen mag sich auch aus ihrer oft extrem gefährlichen Situation erklären, die Verunsicherung und Angst mit sich brachten. Als wir jedenfalls der Studentenrevolution stundenweise die Glimmstängel entzogen, wurden die Pausen plötzlich wichtiger als die ganze Diskussion. Auch wurde die Angst sichtbar vor dem frischem Wind, den wir in die Universität und von da aus in die Welt bringen wollten, wenn sich tatsächlich ein bisschen frischer Wind in den Qualm der Diskutierstuben gemischt hatte. So lässt sich feststellen, dass offenbar viele Raucher einen emanzipatorischen Anspruch in sich tragen, der jedoch häufig den Weg durch den dichten Qualm nicht findet. Wie sehr sie diesen Anspruch auch nötig haben, wollen wir uns im Folgenden ansehen.

Kapitel 5

Die Bedeutung des Rauchens in der individuellen Geschichte

Pubertätsabenteuer und -riten

So wie das Rauchen kollektiv seine Hauptimpulse in den schwierigen Zeiten des Umbruchs und Einbruchs von Neuem erhalten hat, beginnt es auch individuell meist in jenen schweren Zeiten, wenn die Kindheit endgültig zu Ende geht und das Neue mit der Pubertät verunsichernd hereinbricht. Das Alte hat mit den Spielen der Kinderzeit seinen Reiz verloren, das Neue ist aber noch nicht recht greifbar und steht so nicht als neuer Halt zur Verfügung.

Ganz ähnlich mag es den zu Hause gebliebenen Männern des 16. Jahrhunderts gegangen sein. Die Alte Welt war ausgereizt, die Neue zwar schon bekannt, aber für sie doch nicht erreichbar. Über den Tabak konnten sie wenigstens symbolisch ein wenig Anteil nehmen. Etwas Ähnliches erlebte Deutschland nach dem Zweiten Weltkrieg. Die Alte Welt, das sogenannte Tausendjährige Reich, hatte sich in Trümmer aufgelöst, und die Neue, mächtige Welt, Amerika, war unerreichbar fern. Aber sie hatte in Gestalt ihrer Soldaten Botschafter als Befreier gesandt. Kein Wunder, da avancierten ihre blonden Zigaretten geradezu zum Statussymbol, ja für einige Zeit zum einzig verlässlichen Zahlungsmittel. Über die Zigaretten der Neuen Welt ließ sich gleichsam auch an ihr Anteil nehmen. Dafür nahm man einiges in Kauf. Männer bückten sich demütig nach den weggeworfenen Kippen der Befreier, Mädchen lagen ihnen für ein paar Zigaretten zu Füßen. So wurden die blonden Zigaretten zu einem Zeichen des Neuen und bekamen das Prestige der Stärke. Der Weg, um an sie heranzukommen, war jedoch zumindest für die Deutschen in allen Punkten einer der Demütigung und eine Demonstration ihrer Schwäche. In Wirklichkeit war man selbst eben kein Weltumsegler, Eroberer oder Befreier; die Zigarette war lediglich ein Ersatz für dieses berauschende Gefühl.

Die beginnende Pubertät bringt den Heranwachsenden in eine ganz ähnliche Situation. Zu gern möchte man das Neue, das sich da sachte ankündigt, schon im Griff haben, möchte auch groß sein und die neue Welt des Erwachsenseins mit Siebenmeilenstiefeln erobern. Wie nahe liegt es da, ersatzweise zu den Attributen dieser Welt zu greifen, um an ihr Anteil zu nehmen. Die konkreten Attribute der neuen kommenden Zeit – etwa die reife Sexualität des Geschlechtsverkehrs, Erwachsenenrituale wie das Autofahren und die Verantwortung des Erwachsenseins – sind noch unerreichbar und oft angsterfüllt; an symbolische Wahrzeichen wie Papas Zigaretten oder Mutters Schminke traut man sich schon eher heran. Von der Erwachsenenwelt werden diese Symbole allerdings eifersüchtig gehütet, was sie nur noch spannender und verlockender macht. Dadurch kommen auch noch die bereits erwähnten Abenteurer- und emanzipatorischen Aspekte hinzu.

Durch die Verbote der Erwachsenen bekommt das Rauchen erst jenes *verruchte* Flair, ähnlich wie die Sexualität, um die es ja eigentlich ginge, würde man sich nur trauen. Je strenger die Verbote, je drastischer die Warnungen und abschreckenden Hinweise auf Risiken, umso verlockender aber die verbotene Frucht der Erwachsenenwelt. Ein normaler Jugendlicher kümmert sich in dieser Zeit nicht ein bisschen um Risiken, die in der Zeit des Älterwerdens liegen. Im Gegenteil, er ist ja, wie der Märchenheld, ausgezogen, das Fürchten zu lernen, und so wird sein Griff zur verbotenen Zigarette nur noch zwingender, die Tat noch verwegener – bringt sie ihm doch mehr Prestige. Dieser letzte Punkt ist nicht zu unterschätzen. Unter den Gleichaltrigen, den Mitgliedern der eigenen Clique, geht es jetzt vor allem um Status, und der wird im Wesentlichen über Imponiergehabe angestrebt. Die Bewunderung der Geschlechtsgenossen, aber vor allem des anderen Geschlechts, muss erobert werden. So ist jetzt auch die Zeit der sexuellen Prahlereien, der ersten berauschenden Alkoholversuche und anderer Eindruck machender »Mutproben«.

Interessant in diesem Zusammenhang sind Untersuchungen aus verschiedenen Ländern, die unisono bestätigen: Schlechte Schüler rauchen besonders häufig. Dieser Zusammenhang dürfte weniger ein ursächlicher sein als vielmehr ein weiterer Hinweis darauf, wie sehr es sich hier um eine Gruppe mit besonders krassen Imageproblemen handelt, deren Imponiergehabe auch vor der Schule nicht haltmacht. Man stellt sich als viel größer und mächtiger hin als selbst die Erwachsenen in verbalen Angebereien oder konkreten Heldenstücken, dabei möchte man doch nur ein bisschen erwachsen wirken!

Wie sehr die Nachahmung der heimlich bewunderten, nach außen aber bekämpften Eltern eine entscheidende Rolle für die Raucherkarriere spielt, ist auch statistisch belegbar. Die Kinder von rauchenden Eltern werden mit signifikant höherer Wahrscheinlichkeit selbst zu Rauchern als die von nichtrauchenden. Ganz praktisch haben rauchende Eltern natürlich auch wenig argumentative Handhabe gegen ihre rauchenden Sprösslinge. Außerdem werden sie aus der eigenen Verunsicherung heraus auch die der Kinder und damit auch deren Bedürfnis zu rauchen besser verstehen. Tatsächlich hat die Rebellion der Kinder, soweit sie sich in Richtung Rauchen bewegt, auch nichts wirklich Beängstigendes für die Eltern. Im Gegenteil gefährdet das Rauchen nicht die Autorität der Vorgesetzten, sondern erhält sie eher, wie wir am Beispiel der Soldaten sahen. Der entstandene Aggressionsstau und Überdruck richtet sich gegen einen selbst und nicht nach draußen. Im Übrigen enthält das Rauchen der Pubertierenden neben dem Element der Auflehnung gegen die bestehenden Verbote auch ein sehr konformistisches Element. Schließlich wollen die Kinder letztlich so werden wie die Erwachsenen, sie ringen lediglich mit Anpassungsschwierigkeiten.

Wie wenig es in dieser Zeit beim Rauchen um Genuss geht, sondern viel mehr um Bearbeitung der Selbstunsicherheit durch Imitation der Gestik und des Gehabes von Erwachsenen, zeigen wieder die ersten Erfahrungen. Aggressiver Hustenreiz, Schwindel und Durchfall verraten den »Schiss«, der in dieser Zeit liegt. Wer »die Hosen nicht so voll« hat und einen harmonischen Einstieg in die Sexualität findet, hat bessere Chancen, dem Rauchen zu entgehen. Jedenfalls ließ sich aus vielen Psychotherapien dieser Eindruck gewinnen. Es würde auch gut jener anderen Erfahrung entsprechen, dass wirkliche Abenteurer nicht rauchen, sondern nur die verhinderten.

Bei den sexuellen Abenteurern dürfte das sehr ähnlich sein. Tatsächlich sind Raucher dann auch später weniger potent, im Gegensatz zum Image, das die Werbung ihnen baut. In Wirklichkeit ist sexuelle Potenz ganz offensichtlich von einer guten Durchblutung abhängig, und gerade diese ist bei Rauchern problematisch. Laut Hammer klagen 64 Prozent der Raucher über Impotenzerscheinungen. In Extremfällen kann es nicht nur zum Raucherbein, dem Absterben dieses Gliedes aufgrund von Mangeldurchblutung, sondern auch zum Raucherpenis, dem Absterben jenes anderen Gliedes, kommen. Andererseits hatte sich schon gezeigt, wie Rauchen orale Bedürfnisse befriedigt – ebenso wie Küssen, Daumenlutschen und Essen – und somit orale sexuelle Erfahrungen ersatzweise kompensieren kann. Unterstützt wird diese Argumentation von jenen katholischen Priestern des 18. Jahrhunderts, die ihren hohen Tabakkonsum trotz Verbots mit der nützlichen Abnahme der geschlechtlichen Begierden rechtfertigten. Interessant ist hier auch, wie sehr sie vor allem zum Schnupfen neigten und diese Gewohnheit sich bei ihnen am längsten und intensivsten hielt. Wir erinnern uns an die Schwierigkeiten der Kirchenleitung mit während der Messe schnupfenden Priestern und die entsprechenden vergeblichen Erlässe und Bullen.

Im Volksmund ist die Beziehung zwischen Nase und männlichem Glied gut bekannt: »Wie die Nase des Mannes, so sein Johannes.« Hier lässt sich eine Brücke schlagen von den schnupfenden Priestern zu den pubertierenden Nasenbohrern. Beide bearbeiten ihr Thema ersatzweise am selben hochsymbolischen Organ und haben dadurch offenbar Erleichterung auf jenen tabuisierten unteren Ebenen menschlicher Wirklichkeit. Warum sonst sollte Nasenbohren so unschicklich sein? Und warum sonst würde das Nasenbohr-Ritual so hartnäckig beibehalten und mit solcher Lust vollführt? Jene Spezialisten, die die erbohrten schleimigen Früchte ihres Genusses anschließend spielerisch auf den Lippen bewegen, offenbaren den symbolischen Vorgang der Selbstbefriedigung noch weitgehender.

So dürfte das Zigarettenrauchen am Anfang vor allem der Selbstbestätigung und dem Aufbau eines künstlichen Erwachsenenimages dienen. Später wird es durchaus auch für Jugendliche eine Ersatzbefriedigung oraler Lust sein, nachdem die ersten Angstreaktionen überstanden sind. Unübersehbar ist, wie die körperlichen und seelischen Angstzustände zu Beginn des Abenteuers tatsächlich überwunden werden. Die ebenso ferne wie gefährliche Erwachsenenwelt schützt sich gewissermaßen gegen unbefugte, nicht zugelassene Eindringlinge; und die Jugendlichen bestehen die Probe, ihr Körper gewöhnt sich an die neue Welt, und psychisch gelingt es ihnen zunehmend besser, sich ihren Gesetzen anzupassen.

Allein schon in diesen Formulierungen springt die Ähnlichkeit zu Pubertätsriten sogenannter Primitiver ins Auge. Tatsächlich ist wohl das Rauchen für viele Jugendliche solch ein Ersatzritual geworden. Dieser Gedanke bietet sich vor allem an, wenn wir uns erinnern, wie Rauchen ursprünglich auch aus einem Ritual entstanden ist, das sich erst im Laufe der Zeit profanierte. Später werden wir sehen, wie sehr es diesen Bezug gerade in unserer in Bezug auf Rituale äußerst unbewussten Zeit immer wieder belebt. Wir glauben heute, ohne Rituale auszukommen, und haben sie aus dem Bewusstsein gedrängt, ohne sie damit allerdings aus der Wirklichkeit verbannen zu können. Wie alles andere lassen sich Rituale wohl beiseite-, aber nicht aus der Welt schaffen. Tatsächlich sind sie für das Leben und die Entwicklung sehr wichtig. So leben viele Rituale im Unbewussten weiter und führen im wahrsten Sinne des Wortes ein Schattendasein. Gerade dort, wo wir Modernen uns vor ihnen besonders sicher fühlen, stehen sie in vollster Blüte, wie etwa in der hochtechnisierten Medizin. Pubertätsrituale zeichneten sich immer durch eine gewisse Gefährlichkeit aus, bewachten sie doch die Schwelle zu jener viel mächtigeren Wirklichkeit der Erwachsenenwelt. Der hier herrschenden Verantwortung und Verpflichtung auf die Gesetze des Stammes musste sich der Jugendliche in verschiedensten Mutproben erst würdig und gewachsen erweisen. Im Allgemeinen gingen solche Mutproben auch nicht ohne symbolische Verletzungen ab. Das neu in die Gemeinschaft aufgenommene Mitglied musste seinen Tribut in Form einiger Blutstropfen oder auch der abgeschnittenen Vorhaut bezahlen. Ähnlich wie der heutige Jugendliche seine Raucheinweihung mit Husten, Übelkeit und Erbrechen bezahlt. Für die archaischen Völker bedeutete dieser Schritt ebenfalls ein *Spiel mit dem Feuer,* das meist auch eine symbolische Rolle bei der Einweihung spielte, bringt es doch Licht in einen vorher dunklen Bereich. Die betroffenen Jugendlichen hatten auch ebenso viel »Schiss« vor dem Neuen wie die heutigen, jedenfalls erzählen die entsprechenden Berichte davon. Die teuer bezahlten Narben wurden anschließend zu Zeichen der neuen Würde.

Bei den Indianervölkern waren die Neuen nun auch zugelassen zu den Ritualen der Erwachsenenwelt, beispielsweise auch zum Ritual des Rauchens der Friedenspfeife. Allerdings hatten sie durch ihre Initiation viele Vorteile gegenüber heutigen Jugendlichen. Die Einbettung in den rituellen Rahmen des ganzen Lebens ließ sie mit der Einweihung ganz automatisch aller Anerkennung und Rechte des Erwachsenenstatus teilhaftig werden. Niemand, weder ihr Volk noch sie selbst, hatte von nun an den geringsten Zweifel an ihrem Erwachsensein, und ganz natürlich waren sie auch zu all den damit verbundenen Pflichten fähig. Sie mussten nicht noch beweisen, nun Krieger zu sein, sondern demonstrierten es ganz selbstverständlich aus dem ihnen in der Initiation zuteilgewordenen neuen Selbstverständnis heraus. Wie viel schwerer sind diese Schritte für moderne Jugendliche, und wie wenig Hilfe bekommen sie in dieser Hinsicht durch die letzten Reste der Pubertätsriten, die sich noch in Firmung (lat.: Stärkung, Festigung) und Konfirmation (lat.: Bestärkung) erhalten haben.

Anthropologen beschreiben vielfach, wie in einer Gesellschaft, die ihren Jenseitsbezug verliert, der Genuss in den Vordergrund tritt. Beispielhaft dafür stehen die Ägypter und Griechen, die Römer, aber auch unsere eigene Kultur. Ein heutiger Jugendlicher muss sich in Ermangelung äußerer Anleitung selbst einweihen, und die neue Religion des Genusses liefert ein entsprechendes Genussritual, wenn sie auch vor den eigentlichen Genuss die für Einweihungen typischen Ängste und Schrecken bei der ersten Zigarette stellt. Für den Pubertierenden unserer Zeit ist es ein echtes Spiel mit dem Feuer, das es als letztes der vier Elemente zu erobern gilt. Erde, Wasser und Luft standen ihm für seine Spiele längst zur Verfügung, nun geht es um das gefährlichste der Elemente, das die Erwachsenen – wie die antiken Götter – am längsten für sich behalten wollen. Tatsächlich muss es ihnen, wie in der Mythologie von Prometheus und Loki, erst abgejagt, um nicht zu sagen gestohlen werden, und auch hier drohen drastische Strafen. »Messer, Schere, Gabel, Licht sind für kleine Kinder nicht!« Will man kein kleines Kind mehr sein, ist jetzt die Zeit gekommen, sich das Licht zu erobern. Der mangelhafte rituelle Rahmen, die fehlende Hilfe aus der zu erobernden Erwachsenenwelt, die Behinderung statt der helfenden Hand belasten den Jugendlichen in seiner Unsicherheit und erschweren ihm drastisch den vorgezeichneten Weg.

Wo immer Eltern eine einfühlsame Initiation in die Erwachsenenwelt vornehmen, werden die Probleme dieser Übergangszeit gemildert, und die Jugendlichen finden leichter Halt auf der neuen Lebensebene. Geschehen kann das zum Beispiel durch die rechtzeitige Einweihung in den Umgang und das Spiel mit dem konkreten und später dem sexuellen Feuer oder etwa auch das rituelle Rauchen einer ersten gemeinsamen Zigarette. Vor allem in rechtzeitiger sexueller Aufklärung bis hin zu den Möglichkeiten der Ekstase liegt eine große Chance. Untersuchungen ergeben, je unbeholfener und bewusstloser die Umgebung mit Pubertätsproblemen umgeht, desto sicherer landen betroffene Jugendliche bei Zigaretten.

Echte Einweihung ist niemals Selbsteinweihung und bedarf immer der von der anderen Seite gereichten Hand.

Insofern sind Jugendliche, die ganz auf sich selbst und ihr eigenes Ritual angewiesen waren, einfach nicht richtig eingeweiht in die neue Welt des Erwachsenseins. Sie werden damit auch nicht selbstsicher in dieser Welt agieren und leben können, fehlt ihnen doch die Billigung von höchster Stelle. Mit der Abschaffung der Götter müssen die Eltern notgedrungen deren schwere Aufgabe mit übernehmen. Ist die *religio,* die Rückverbindung zur jenseitigen Welt, noch intakt, kommt es übrigens nachweislich seltener zum Ausweg ins Rauchen.

Zusammenfassend lässt sich sagen: In der Pubertät beginnendes Rauchen ist ein Zeichen von Verunsicherung, mangelhaftem Selbstwertgefühl und der Schwierigkeit, mit dem Neuen umzugehen. Der Verdacht liegt nahe, dass diese Probleme bei vielen Rauchern auch später weiterbestehen. Hinweise dafür sind zahlreich, wie etwa die Werbung zeigt, deren Hauptthema der Aufbau eines entsprechenden Images für die Raucher ihrer Marke ist. Wer ein verlässliches Bild von sich und seinem Wert hat, braucht sich kein fremdes Pseudoimage zimmern zu lassen.

Anbandeln und andere Versuche, Halt zu finden

Wenn wir dieser Spur weiter folgen und uns dem Thema Selbstsicherheit im späteren Leben widmen, können uns die schon berührten Bereiche orales Verlangen und das Thema »Halt finden« weiterhelfen. Das Kleinkind erlebt seine Welt ganz natürlich über Mund und Bauch, weshalb beide auch eine zentrale Rolle in seinem Erleben spielen. Jeder seelische oder körperliche Schmerz wird von ihm in den Bauch projiziert und mit Schreien quittiert. Das Nuckeln bzw. Saugen ist ein von Geburt an vorhandener Reflex, und das Baby sucht und findet seinen Halt und Lebensin*halt* mit dem Mund. Wenn ihm Nuckeln an Brust oder Flasche nicht mehr ausreicht, wählt es oft den Daumen zur frühesten Form von Selbstbefriedigung. Später bekommt es noch den Schnuller und beginnt erst dann allmählich, sich mit den Händen die nähere Umwelt zu erobern, allerdings am liebsten an der sicheren Hand der Mama. Die Hände gewinnen nun an Bedeutung, auch wenn das Schmusen immer noch wichtig bleibt. An allem möglichen Interessanten wird weiterhin gelutscht, und Belohnungen nehmen im Wesentlichen weiter den Weg über die orale Sphäre, etwa in Form von Süßigkeiten.

Erst mit der Pubertät kommt eine endgültige Phase der Ablösung. Das orale Verlangen wird allmählich von der Genitalität, der reiferen geschlechtlichen Sexualität, abgelöst. Der wesentliche Halt sollte nun weniger von den Eltern kommen als vermehrt von eigenen Inhalten und Interessen außerhalb des Elternhauses. Wenn in dieser Phase ein so deutlicher Rückfall auf die orale Sphäre geschieht, wie es beim Rauchen der Fall ist, sprechen Psychologen von einer Regression. Ein Verhalten wie das Saugen und Nuckeln, das eigentlich überholt ist, wird verstärkt wieder aufgenommen. Vom reflexhaften Nuckeln des Neugeborenen führt eine direkte Kette über Daumenlutschen, Schnullern, Naschen, Ablutschen und Anknabbern aller möglichen Schreib-Werkzeuge (oder Fingernägel) eigentlich zum Schmusen und Küssen, wird aber beim Raucher und besonders beim Kettenraucher wieder in reflexhaftes Nuckeln an seiner »Lutsche«, wie manche entlarvenderweise die Zigarette nennen, zurückgeführt.

Eine Regression ist immer ein Zeichen mangelnden Vertrauens zur nächsten Ebene, in unserem Fall dem Selbstständig- und Unabhängigwerden. Der Schritt von der Mundbezogenheit zur *Mündigkeit* wird nicht getan. Unfähig dem Neuen zu vertrauen, kehrt man zu der alterprobten Sicherheit des Saugens zurück und nuckelt sich durchs Leben. Der Raucher ersetzt auf diese Weise die direkte Kontaktaufnahme und den direkten Genuss über die Schleimhäute der Lippen beim Küssen durch die weniger ängstigende indirekte Kontaktaufnahme über die Lunge, unser zweites Kontaktorgan. Den Lippenkontakt zu der weniger gefürchteten schlanken, blonden (Zigarette) gewährleistet das Rauchen im Übrigen ebenfalls. So wird aus dem seelisch tiefgehenden, körperlich harmlosen Kusskontakt der seelisch oberflächliche, körperlich tiefgehende

Rauchkontakt. Der verbindliche physische Kontakt wird durch den unverbindlichen Luftkontakt ersetzt, bei dem das wässrige weibliche Seelenelement nicht mehr zum Zuge kommt bzw. durch das harmlosere männliche Luftelement ersetzt wird. Erst viel später wird im Schleim der Raucherlunge dann wieder deutlich, worum es eigentlich gegangen wäre, nämlich um ein wässrig-seelisches Thema.

Für die mit der weiblichen Natur eng verbundenen Indianer ist der Schleim ein Symbol lebensspendender Kraft. An die Stelle von seelischem Austausch mit einem geliebten Partner ist das Ausspucken des lebendigen Schleimes getreten, wodurch der Raucher anstelle von Nähe und Zuneigung Abwehr und Ekel gegen sich schafft. Hier wird gut deutlich, wie ein unbehandeltes Symptom mit der Zeit immer weiter eskaliert. Dadurch steigt die Chance, doch noch Aufmerksamkeit zu erregen und Behandlung zu erfahren. Küssen wird also durch Rauchen vertreten, und wir haben den klassischen Fall einer Symptombildung vor uns, bei der ja fast immer seelisch Unangenehmes auf die körperliche Ebene verschoben wird, auch mit all den Nachteilen, die die spätere Symptomentwicklung im Körper mit sich bringt.

Beim Raucher kommt erschwerend hinzu, dass die Chance auf erfüllende Kusskontakte auch zukünftig nicht gerade rosig ist, stinken die Raucher doch so manchem in Form des sich schnell entwickelnden üblen Mundgeruchs. Auf der Ebene der Haltsuche an der Zigarette sieht das Ergebnis für den Raucher letztlich auch nicht viel besser aus.

Überspitzt ausgedrückt könnte man es folgendermaßen zusammenfassen: statt an der Hand von Mama die eigene Zigarette in der eigenen Hand wie Papa! Da aber die Zigarette, selbst wenn sie immer zur Hand ist – worauf Raucher peinlichst achten – und vielleicht sogar niemals ausgeht, doch keine echte Sicherheit und keinen wirklichen Halt bietet, werden die Unsicherheit und Haltlosigkeit vieler Raucher immer wieder, sozusagen zwischen den Zeilen, deutlich.

Betrachten wir einige typische Rauchsituationen. Etwa die Party, auf die man eingeladen ist, ohne die anderen Gäste zu kennen. Zuerst einmal unterstützt einen hier die Zigarette. Da man die Situation nicht so schnell in den Griff bekommt, kommt rechtzeitig der Griff zur Zigarette. Jetzt kann man sich schon mal einfach zu den anderen Rauchern gesellen, schließlich ist man ja auf ihren Aschenbecher angewiesen. Oder man organisiert sich selbst einen Ascher, setzt sich irgendwo hin und bietet den Umsitzenden ebenfalls eine an. Schon ist das Eis gebrochen, und das übliche Raucherspiel nimmt seinen Lauf. Man bekommt im Gegenzug Feuer angeboten und beginnt in trauter Verbundenheit zu qualmen. Selbst wenn die oder der andere ablehnt, bleibt immer noch die Frage »Stört es Sie?« mit allen sich daraus für ein Gespräch bietenden Möglichkeiten. In jedem Fall ist die eigene Unsicherheit überspielt und der Raucher in die Runde integriert. Selbst wenn all das nicht klappt, tut man dennoch den Gastgebern einen Gefallen, schließlich ist man wenigstens beschäftigt.

Damit sind die Vorteile des sozialen Rauchens aber noch längst nicht erschöpft. Neben der Solidarität, die gemeinsames Rauchen schafft und die, wie jede Gemeinsamkeit, zwischenmenschliche Hemmungen abbaut, ist es auch eine Möglichkeit, seine Rücksicht zu zeigen, wenn man jemanden, der einem besonders am Herzen liegt, demonstrativ vor dem eigenen Qualm schützt oder sogar seine Bereitschaft signalisiert, die Zigarette auszudrücken, sobald sich jemand »Empfindliches« gestört zeigt. Damit unterstreicht man auch gleich noch die eigene Härte, denn man selbst lässt sich natürlich von so einer Lappalie nicht stören. Aber der Stärkere gibt eben nach und demonstriert seine Gutwilligkeit.

Mit dem Anbieten zeigt man auf sehr einfache Art Freundlichkeit und in manchen Fällen auch mehr. Bietet man jemandem vom anderen Geschlecht sein Feuer an oder fragt gar: »Können Sie mir (Ihr) Feuer geben?«, so ist das symbolisch schon eine ganze Menge und doch sozial völlig abgesichert. So schützt die Zigarette den Unsicheren idealerweise vor Gesichtsverlust beim Flirt. Tatsächlich scheint das gesellschaftliche Empfinden die Kontaktprobleme des Rauchers auch zu kennen und entschuldigend zu decken. Wie anders ist es zu erklären, dass es Rauchern als Einzigen erlaubt ist, so mit der Tür ins Haus zu fallen und mit ihrer Zigarette sich selbst so unverblümt anzubieten. Man stelle sich vor, ein gesunder nicht rauchender Mann würde eine ebensolche Frau mit den platten Worten ansprechen: »Darf ich Sie an meinem Feuer teilhaben lassen?« Solche Plattheiten sind tabu für Gesunde und den Rauchern wohl nur in Kenntnis ihrer Hemmungen und vielleicht auch aus dem Wissen um ihr besonders dringendes Bedürfnis nach echtem Kontakt gestattet.

Soweit Rauchen übrigens primär zum Flirten oder, wie man in Bayern sagt, zum »Anbandeln« benutzt wird, kann man ihm zugutehalten, wie sehr es hier im Dienste des Zurückfindens auf den richtigen Weg steht.

Ursprünglich war das pubertäre Rauchen gerade eine Flucht aus der beängstigenden Kontaktsituation. Wenn es nun zum Kontaktieren genutzt wird und damit vielleicht zu einer befriedigenderen oralen Erfahrung führt, ist es immerhin ein Selbstheilungsversuch. Wie begierig die Raucher nach solchen Heilungsversuchen verlangen, kann man auf jeder Party beobachten: Die Luft ist wie im tiefsten Indianerland erfüllt von Rauchzeichen, die, wie alle Signale der Körpersprache, aus der sicheren Deckung heraus abgegeben werden können und nicht den Mut offener verbaler Signale erfordern. Aber nicht nur beim Flirt, auch in manch anderer Hinsicht können das Bewegungsritual und die Mimik des Rauchens helfen, die eigene Nervosität bis hin zur Erregung zu überspielen. Während ein Nichtraucher in vergleichbarer Situation vielleicht nervös am Rocksaum zupft oder gar Fingernägel kaut, hat der Raucher sein Spielzeug immer dabei und kann sich sozusagen mit Feuerzeug, Schachtel und Zigarette freispielen. Nägel beißen, was ja nichts anderes als das Stutzen der eigenen Krallen, unserer stammesgeschichtlichen Aggressionswerkzeuge ist, hat er sowieso kaum nötig, da ihm mit dem Rauchen eine sozial viel anerkanntere Möglichkeit zur Verfügung steht, seinen Überdruck abzulassen bzw. seine aggressiven Regungen zu kastrieren. In psychotherapeutischen Anamnesen erfährt man – wohl aus diesem Grund – nicht selten, wie häufig Nagelbeißen anlässlich der Pubertät gegen Rauchen ausgetauscht wird.

Zur Not, wenn das Spiel der Gesten nicht ausreicht, von der eigenen Unsicherheit abzulenken, kann sich der Raucher immer noch hinter seinen selbstgewebten Rauchvorhang zurückziehen. Aber nicht nur Unsicherheit und Unbeholfenheit kann er kompensieren, sondern sogar Sicherheit und Lässigkeit demonstrieren und so eine fast perfekte Selbstdarstellung bieten. Die Zigarette gibt ihm nicht nur Halt und Haltung, einen Schutzschild aus Rauch, sondern auch ein Flair des Geheimnisvollen, Besonderen, auf jeden Fall Individuellen. Fast jeder Raucher entwickelt seine eigene Art zu rauchen, baut seine Identität darauf auf und macht sie zu seinem Markenzeichen, während er in Wirklichkeit doch nur für ein fremdes Markenzeichen steht. Mit kritischem Verstand und Symbolverständnis darf man all diese Gesten und Verhaltensregeln nicht betrachten, sonst stößt man schnell auf den schattigen Gegenpol. So wie das Image zwar ein aufwendiges, aber doch nur geborgtes ist, sind Höflichkeit und Rücksichtnahme des Rauchers doch eher das Angebot, eine Dreistigkeit zu unterlassen. Er verzichtet sozusagen darauf, die anderen anzustänkern. Selbst die Freigebigkeit beim Zigarettenanbieten bekommt einen Beigeschmack, wenn man die hilfesuchenden Versuche, Kontakt aufzunehmen, darin erkennt. Letztlich zeigt sich dem, der auf diese Art beobachten kann, im Rauchverhalten viel von der Persönlichkeit – wie in jedem Verhaltensmuster.

Und so kommen neben den für die meisten Raucher typischen auch sehr unterschiedliche und vielfältige Züge und Muster zum Vorschein. Natürlich steckt hinter nervösen, saugenden Zügen ein *gieriger Zug*, während einzelne große, ruhige Züge eher einen *großzügigen Zug* enthüllen. Selbst die Haltung der Zigarette lässt sich sehr weitgehend deuten, wenn wir an jene Extreme denken, wo die Glut sozusagen in der eigenen Hand verborgen wird, oder die umgekehrte Situation, wenn die Zigarettenhand locker nach hinten kippt und die empfindliche Stelle des Handgelenks entblößt. Der erste Fall spricht eben von der zurückgenommenen, versteckten Glut, während im zweiten Fall die Bereitschaft offenbar wird, sich noch weitgehender zu entblößen und zurücksinken zu lassen. Doch wollen wir diese Spezialfälle wieder zugunsten jener häufigen Muster verlassen, die sehr viele Raucher angehen, und das Party-Thema mit einem letzten Rückblick beenden.

Es war ein netter Abend mit oberflächlichem Geplänkel statt tiefgehender Konversation, hübsche kleine Häppchen wurden gereicht, die den Hunger nicht wirklich stillen konnten und auch nicht sollten, es wurde ein bisschen getanzt und gescherzt und ein bisschen geflirtet und dazwischen geraucht. Tiefe Begegnung war genauso wenig Thema wie echte Sättigung, es roch erst ein bisschen nach Liebe, aber dann gab es doch keine, nur Schall (Party-Smalltalk) und viel Rauch (um nichts).

Nehmen wir nach dem Partybeispiel das einer Besprechung oder Diskussion. Hier kommen die sozialen Raucher besser zum Zug als die oralen. Viele der Partymuster bewähren sich auch hier, doch haben Diskussionsraucher zusätzlich noch ihre besonderen Tricks. So können sie mit Hilfe ihrer Rauchutensilien ganz spielerisch und nebenbei ihr Territorium am gemeinsamen Tisch abgrenzen. Das harmlose Spielzeug entlarvt sehr deutlich die scheinbar geheimen Absichten. Wie die sprichwörtlichen Sandkastenspiele der Militärs werden hier mit wenigen Figuren Pläne abgebildet, und der aufmerksame Beobachter sieht so schon frühzeitig, wann der rauchende Feldherr den nächsten Ausfall plant und gegen wen der sich richten wird. Und sogar Distanz lässt sich rauchend ausdrücken. Wem man mehrmals den Rauch ins Gesicht geblasen hat, der versteht ohne allen Symbolbezug die Zeichen des Augenblicks und wird sich überlegen, ob er gegen diesen üblen Gegenwind antreten will. Andererseits werden Zigaretten auch benutzt, um Zeit und Situationen ein- und abzugrenzen. Die dringend benötigte Zigarettenpause ist eine Möglichkeit, jederzeit ein Gespräch ab- oder doch wenigstens zu unterbrechen. Mit einer letzten Zigarette lässt sich alles Mögliche abschließen, und schließlich kann man sich jemandem für eine Zigarettenlänge zuwenden. Andererseits lassen sich aus der Untergebenenposition lästige oder gar peinliche Pausen mit Rauchen oder Zigarettengefummel überbrücken und damit Entspannung vortäuschen, wo das Gegenteil herrscht. Die Pausenzigarette wie die Zigarettenpause sind dabei sozial so fest etablierte Begriffe, was vor Unterstellungen der Wahrheit relativ gut schützt. So lässt sich, bevor man offensichtlich völlig sinnlos herumsitzt, doch etwas so Pseudosinnvolles tun, wie die eigene Asche zu entsorgen. Und wer schon wenig zu sagen hat, kann wenigstens genügend vielsagend blauen Dunst verbreiten. Ja, nach einer gewissen Zeit kann man sich sogar schulterklopfend bescheinigen, die anderen hielten sich alle im eigenen Dunstkreis auf. So wird der Glimmstängel zur sozialen Balancierstange, die Halt gibt, weil man sich daran tatsächlich festhalten kann, und die zugleich Möglichkeiten zu einer gewissen Darbietung liefert. Nebenbei und weniger erwünscht zeigt sich allerdings auch, was für ein kleines Licht man die ganze Zeit über zu bieten hat.

Machtwolken statt Machtworte

Neben der wieder deutlich gewordenen Möglichkeit, die eigene Befangenheit geschickt zu überspielen, verraten die angeführten Beispiele noch eine andere Möglichkeit, die Zigarette und ihre Accessoires einzusetzen: die Ausübung von Macht. Neben dem Ersatz für echte Selbstsicherheit und wirkliche Liebe kann die Zigarette offenbar auch Ersatz für echte Macht und Autorität bieten. Dieses Thema dringt in letzter Zeit immer mehr in den Vordergrund in dem Maße, wie Raucher seit gut 100 Jahren erstmals wieder auf massiven Widerstand stoßen. Bei Auseinandersetzungen zwischen Rauchern und Gesundheitsaposteln in Büros und Schlafzimmern, Flugzeugen und Zügen geht es manchmal heiß her, seit sich die Nichtraucher immer bewusster als solche fühlen und brüsten. Erst kürzlich kam es, bei entsprechender Gelegenheit, in München zum »Fenstersturz«: Als ein Nichtraucher seinen typischerweise frierenden rauchenden Zimmerkollegen daran hindern wollte, das Fenster zu schließen, wurde er aus selbigem geworfen und erheblich verletzt.

An sich ist die Machtsituation sehr eindeutig geklärt. So wie der Laute dem Stillen natürlich überlegen ist, ist es der Raucher dem Nichtraucher. Das war im Mikro- und Makrokosmos schon immer so. Was nützt etwa den Skandinaviern ihr strenger Umweltschutz, wenn der Dreck munter aus England angeflogen kommt? Oder was hilft den gefahrenbewussten Österreichern, dass sie ihr technisch vorbildliches Atomkraftwerk schließen, wenn in allernächster Nähe die viel unsichereren tschechischen oder slowakischen vor sich hin strahlen? Den Rauchern schlägt aber inzwischen eine massive Parteinahme der politischen Obrigkeit entgegen, die froh ist, an ihnen ein Exempel nach dem anderen zu statuieren und Entschlossenheit vorzutäuschen.

Nachdem sich über 100 Jahre lang kaum jemand ernsthaft am Rauch gestört hat, ist es nun beinahe weltweit wieder so weit. Und diesmal kommt der Druck nicht nur von oben, sondern von allen Seiten. In S- und U-Bahnen, Schulen und Ämtern, Flugzeugen, in Taxis und Fabrikhallen sieht es längst düster aus für den blauen Dunst, und für die Zukunft muss man sogar ganz schwarzsehen, nachdem nun auch noch Restaurants schon tabu sind und Raucher in kleine käfigartige Dunsträume verwiesen werden.

Die Gegner haben sich mächtig formiert und die Zeichen stehen auf Sturm. Vielleicht gelingt es diesem Buch, etwas mehr Verständnis für die Raucher zu schaffen und sie als das zu sehen, was sie im Wesentlichen sind: Abhängige, Selbstunsichere, Ängstliche und erwachsen spielende Unreife, Menschen also, die es eher schwer mit sich selbst haben, statt es anderen böswillig schwermachen zu wollen. Selbst wenn sie sich ausnahmsweise noch einmal mit Gestank bemerkbar machen oder gar durchsetzen statt mit sachlicher Autorität, bleiben sie doch im Allgemeinen bedauernswerte Opfer ihrer eigenen Schwäche.

Es sind wirklich nur wenige innerhalb einer verschwindend kleinen Minderheit, die aus ihrer Schwäche und Unsicherheit über die Kompensation hinaus ein Machtinstrument machen, mit dem sie andere absichtlich und nach Belieben drangsalieren. Ein Trick kommt ihnen dabei zugute: Sie machen ihr Problem zum Allgemeinproblem, und irgendwie haben sie auch recht damit, denn schließlich stinken ja alle und alles – und nicht nur sie selbst. Stinken allerdings tun sie im übertragenen Sinne nur den anderen, und das ist ihr strategischer Vorteil. Scheinheilige Suggestivfragen enthüllen diese Situation. Was eigentlich eine Bitte sein müsste, wird von diesen Rauchern in eine selbstverständliche Feststellung umgemünzt: »Sie haben doch nichts dagegen, wenn ich rauche!!?« Oder: »Es stört Sie doch nicht, wenn ich rauche!!?« Wer darauf antwortet: »Aber selbstverständlich!«, wird staunend erleben, wie sicher sich der Raucher mit seiner Strategie fühlt und wie selbstverständlich er trotzdem anfängt zu rauchen. Ein deutliches, wenn auch sehr veraltetes Bild dieses Rauchertyps ist der gewichtige Kapitalist, dessen Frack sich über dem überdimensionalen Bauch spannt, dessen Daumen locker hinter die Hosenträger gespreizt sind, wobei die Rechte noch die Zigarre hält, während aus Mund und Nase dicke Rauchwolken quellen. Gerade jener Typ also, dem wir im 19. Jahrhundert begegnet waren, als er sich und seiner Zigarre zum Durchbruch verhalf, und der sich um die Jahrhundertwende bereits wieder anschickte, zusammen mit seinem Markenzeichen zu verschwinden bzw. die Form zu wandeln. Beide mussten ziemlich abspecken, um im nächsten Jahrhundert in ihren schlankeren Versionen noch erfolgreicher zu werden. Natürlich braucht es eine ganze Menge Ehrlichkeit, sich einzugestehen, wie mit Rauchen Macht und Druck ausgeübt wird. Als Nächstes gilt es dann zu erkennen, wo der sich im Rauch ersatzweise entladende Machtanspruch eigentlich hinzielt, wo der eigene Willen so wenig zum Zuge kommt, dass er sich Zug um Zug in Form von Rauchwolken durchzusetzen versucht?

Selbstbelohnung und Selbstbefriedigung

Weitere typische Gelegenheiten, wo Zigaretten auftauchen, sind Situationen, in denen eigentlich Belohnungen fällig wären. Hier haben Raucher Gelegenheit, jederzeit selbst korrigierend einzugreifen, wenn die Umwelt die fällige Belohnung verweigert. Zigaretten sind ein immer verfügbarer sinnlicher Genuss, in der Symbolik direkt in einer Linie mit den Süßigkeiten der Kindheit. Das Urprinzip der Venus lässt grüßen. Unter diesem Muster finden sich häufig Raucher, die erst abends, nach getanem Tagewerk, zum Glimmstängel greifen und sich selbst ein Licht anzünden.

Wo das Hauptmotivation zum Rauchen ist, ließe sich fragen, warum es eigentlich niemand anderen gibt, der einem die notwendigen Belohnungen zukommen lässt, und warum man sich so häufig selbst und wofür belohnen muss. Vielleicht ist Selbstbelohnung schon zur Gewohnheit oder gar Sucht geworden. Im Leben solcher Raucher ist ein hohes Maß an Unzufriedenheit zu vermuten. Der entscheidende Punkt ist natürlich, ob es drei oder dreißig solcher Selbstbefriedigungen während des Tages gibt. Außerdem verrät der Rauchschwerpunkt, wann das größte Defizit an Zuwendung besteht: am Morgen, nach der Arbeit, nach dem Essen oder abends?

Es gibt noch eine Fülle von Situationen, die besonders häufig zur Zigarette greifen lassen, und ebenso viele seelische und soziale Gründe dahinter. Oft bedürfen sie auch gar keiner weiteren Deutung: Wenn etwa ein Raucher sagt, die Zigarette sei sein einziger Freund, fehlen ihm eben echte Freunde, und die Zigarette enthüllt in ihrer Ersatzfunktion genau diesen Fehler. Ähnliches gilt, wenn sie als eine Art Schutzgeist empfunden wird. Nur spielt hier noch der religiöse Bezug mit herein. Weitere Gründe für Zigaretten sind sowohl Anregung und Konzentrationshilfe als auch paradoxerweise Beruhigung, Entspannung und die Möglichkeit abzuschalten, wie es sich aus der ebenfalls paradoxen Wirkung des Nikotinmoleküls ergibt. Hier ist auch Raum für die Verdauungszigarette, die »schlankmachende Zigarette« und die »Schweigsamkeitszigarette«.

Kapitel 6

Die medizinische Bedeutung des Rauchens

Ein Labor als Gruselkabinett

Die medizinischen Wirkungen des Tabaks sind so vielfältig, sie würden allein ein Buch[9] füllen. So wollen wir uns auf die zentralen Wirkungen beschränken und an der Oberfläche der Phänomene bleiben, um nicht zu tief in Biochemie, Physiologie und Chemie einsteigen zu müssen. Tatsächlich wirkt eine Zigarette nicht nur durch ihre Inhaltsstoffe, sondern ist im entzündeten Zustand ein richtiges Laboratorium, das aus Tabak und Papier über 5000 verschiedene chemische Substanzen herstellt, darunter eine Menge Gifte von Rang und Namen. Besonders zu erwähnen sind hier die polyzyklischen Kohlenwasserstoffe, um derentwillen vor allem unsere Autos Katalysatoren

---

9 Lothar Schuh: *Alles über den »blauen Dunst«: Ratgeber Rauchen.* Edition Schangrila, Haldenwang 1985.

verordnet bekamen. Auch das Bhopal-Gift Methylisozyanat ist dabei; ferner Methylchlorid, das für psychische Veränderungen und Stimmungsschwankungen bis hin zu Charakterveränderungen verantwortlich gemacht wird; Formaldehyd, das die Reparaturenzyme behindert; Methylnitrit, das für Mutationen verantwortlich ist; kanzerogene Amine; radioaktive Substanzen wie Radon, das die Tabakpflanzen über ihre stark behaarte Oberfläche aufnehmen (Raucherlungen strahlen laut Schuh bis zu vierzigmal stärker als Nichtraucherlungen), das Schwermetall Cadmium neben Blei und Arsen sowie viele Herbizide und Pestizide in ganz erstaunlichen Mengen. Auch in dieser Hinsicht, ihrer Eigenschaft zu sammeln und anzureichern, ist die Tabakpflanze als ein rechtes Wunder anzusprechen, wahrscheinlich ist sie – giftig, wie sie selbst nun einmal ist – gegen fremdes Gift relativ immun, und wir brauchen auch bei zunehmender Umweltbelastung nicht um ihren Bestand zu bangen.

Was passiert nun in unserem Zigarettenlabor zwischen Asche und Filter bzw. Mund? Der springende Punkt, an dem sich alles entzündet, ist die Glutzone mit Temperaturen bis zu 700 Grad Celsius. Hier verbrennt der Tabak, und Teile von ihm werden dabei vergast. Die Hitze der Glut setzt in einer anschließenden Destillationszone Wasserdampf frei, der seinerseits Stoffe aus dem Tabak löst und sich mit den Gasen mischt. Noch etwas weiter entfernt von der Glut folgt die kühlere Kondensationszone, wo sich das Gemisch aus Dampf und Gas wieder niederschlägt. Liegt Feuer an der Lunte, wandert der Laborbetrieb langsam auf den Raucher zu, und das Gemisch, das sich in der immer kleiner werdenden Kondensationszone niederschlägt, wird immer reicher und damit brisanter. Das ist auch der Grund, warum man unter gesundheitlichen Gesichtspunkten Zigaretten nicht bis ganz zum Schluss rauchen sollte. Die echten Zigarettenfans berichten aber natürlich glaubhaft, gerade das Ende schmecke am besten.

Den entstehenden Rauch teilt man in zwei Anteile auf, den sogenannten Hauptstromrauch, den sich der Raucher saugend einverleibt, und den Nebenstromrauch, der von der Spitze der Zigarette abströmt. Er dient vor allem der Erregung der Nichtraucher, da er zum Teil noch mehr der gefährlichen Bestandteile enthält. So ist der Gehalt an Benzpyren, das stärkste bekannte Karzinogen, dreieinhalbmal höher, die Nitrosaminkonzentration ist sogar fünfzigmal höher als im Hauptstrom.

Die Inkonsequenz der Tabakpolitik mag deutlich werden, wenn man bedenkt, dass Stoffe wie Buttergelb, das Arzneimittel Aminophenazon und auch der Süßstoff Cyclamat wegen Nitrosaminanteilen verboten wurden, die einige tausendmal geringer waren als die im Nebenstrom der Zigarette.[10] Außerdem kann man beim Rauch noch eine Gas- und eine Teilchenphase unterscheiden, wobei erstere die giftigere ist, die letztere aber mit Nikotin und Teer die

---

10 Henner Hess: *Rauchen. Geschichte, Geschäfte, Gefahren.* Campus, Frankfurt am Main 1987.

bekannteren Übeltäter enthält und damit auch jene Stoffe, die Geschmack (Teer) und die von den Rauchern geschätzten Wirkungen (Nikotin) garantieren. Das auf allen Packungen angegebene Kondensat entspricht dieser Teilchenphase, abzüglich Nikotin und Wasserdampf, ist also eigentlich der Teergehalt. Die Gasphase enthält im Grunde nur Unangenehmes: neben Aldehyden, Blausäure, Nitrosaminen und Methanol vor allem Kohlenmonoxid, das möglicherweise noch gefährlicher ist als Teer und Nikotin. Die gesunde Reaktion der Lunge auf den Hauptstromrauch besteht in jenen heftigen Hustenstößen, die jeder Raucher von seiner ersten Zigarette kennt. Mit dieser Abwehrreaktion versucht der Körper, sich die Rauchbestandteile vom Leibe zu halten. Erst durch die Gewöhnung wird ihm diese gesunde Reaktion abtrainiert.

Das also, was dem jungen Raucher anfangs so peinlich ist, ist eigentlich das einzig Normale und Gesunde an dem ganzen Vorgang. Geübte Raucher, die nicht mehr husten beim Inhalieren, sind bereits krank. Bei ihnen ist der Wald von Flimmerhärchen, der mittels eines beständig nach draußen transportierten Schleimteppichs die Lunge reinigt, bereits geschädigt. Diesen Wald aus Flimmerhärchen kann man sich auch wie ein Weizenfeld vorstellen, über das der Wind streicht. Bei versierten Gewohnheitsrauchern ist dieser Selbstreinigungsmechanismus der Lunge nach anfänglicher Lähmung zerstört. Die empfindlichen, Flimmerhärchen tragenden Zellen der Schleimhaut (Epithel) werden buchstäblich bis aufs Blut gereizt und sterben schließlich unter dieser Marter. Der Wald der Flimmerhärchen erliegt bei derartiger Umweltbelastung sehr schnell dem »Waldsterben«, und die länglichen, einschichtigen Epithelzellen bauen sich in flaches, mehrschichtiges Plattenepithel um. Der so entstandene Panzer symbolisiert als Schutzreaktion des Körpers auf seine Art die Verschlossenheit und Abgrenzung des Rauchers. Tatsächlich ist die schlimmste Belastung der Umwelt durch Industrie- und Autoabgase immer noch harmlos gegen die Zigarettenrauchbelastung. In Versuchen hat sich eindeutig ergeben, dass hinsichtlich der Lungenbelastung die Zigarette jedem noch so dichten Großstadtsmog weit überlegen ist. Verschlimmernd für den Gesundheitszustand des Rauchers ist heute die Summierung beider Effekte. Die Umweltbelastung der Luft trifft den Raucher wegen seiner geschädigten Lunge viel stärker als den Nichtraucher. Einige Stoffe, wie etwa Asbest, haben ihre Gefährlichkeit bisher nur bei Rauchern gezeigt.

Laut Bericht der Bundesregierung zum Rauchen aus dem Jahre 1974 würden Schadstoffkonzentrationen, wie sie sich ein Raucher mit jeder Zigarette zuzieht, wenn sie an irgendeinem Arbeitsplatz aufträten, das Tragen von Atemschutzgeräten erfordern. Durch die Zerstörung der Flimmerhärchen bei Rauchern ist deren Lunge allen möglichen Schadstoffen, aber besonders natürlich denen der Zigarette schutzlos preisgegeben. Die Staubteilchen des Zigarettenrauches sind von ihrer Größe her in idealer Weise lungengängig. Die Teerbestandteile bleiben in allen Bereichen der Lunge, von den Bronchien bis zu den Alveolen, den Lungenbläschen, liegen und können durch unausgesetzten Reiz der geschädigten Schleimhäute schließlich die Bildung von Karzinomen ermöglichen. Laut Hammer befördern 20 Jahre lang 20 Zigaretten pro Tag sechs Kilogramm Ruß, das Äquivalent von zehn Briketts, in die Lunge. Kein Wunder, wenn deren Farbe sich vom heißen Rot, der Farbe des Feuers und der Aktivität, zum Schwarz des Todes wandelt. Die körperliche Basis dieser sich so dramatisch ändernden Farbskala sind die sogenannten Kupfferschen Sternzellen, die den Ruß sammeln. Sie sind das Gedächtnis der Lunge und führen über jede Zigarette Buch.

Parallel zur Verfärbung der Lunge von Rot nach Schwarz nimmt die physische und psychische Aktivität des Rauchers ab. Wir haben hier ein gutes Beispiel für die Entsprechung von Körper, Seele und Symbolik. Lange bevor es zum Lungenkrebs kommt, treten eine Reihe anderer Lungenprobleme auf. Unter der ständigen Einwirkung des Teers nehmen die hauchdünnen Trennwände der Lungenbläschen Schaden, in denen der lebenswichtige Gasaustausch stattfindet. Aus vielen Bläschen bilden sich so einzelne große Hohlräume. Solche von Medizinern als Emphysem bezeichnete Lungenblähungen machen sich als typische Kurzatmigkeit vieler Raucher bemerkbar. Außerdem leisten sie Infektionen Vorschub und belasten den sowieso schon von Nikotin und Kohlenmonoxid strapazierten Kreislauf.

Die Deutung dieser in ihren Anfangsstadien bei fast jedem Raucher vorhandenen Symptome, wie unterdrückter

Hustenreiz, Absterben des Flimmerepithels und beginnende Bronchitis, bringt uns wieder zum Thema Kommunikation. Die Lunge als typisches Kommunikationsorgan wird Heimat eines chronischen Konfliktes, symbolisiert in ständigen Entzündungs- und Reizzuständen der Schleimhäute. Untermauert wird dieser Krieg im Kontaktbereich durch Hustenattacken, mit denen sich Raucher auf jeden neuen Tag einschießen und mit denen sie zugleich den Müll der letzten Schlachten in Form von Schleim abhusten. Schleim ist nichts anderes als eine Mischung abgestorbener, d.h. in der Defensive verheizter Abwehrkörper mit Rußpartikeln, Bakterien, Gewebsflüssigkeit und in späteren Stadien auch Blutzellen, wenn der Kampf tatsächlich bis aufs Blut geführt wird.

Ein Lungenemphysem ist eine Aufblähung des Kommunikationsbereiches bis zur optisch eindrucksvollen Bildung eines mächtigen Brustkorbes, dem sogenannten Fassthorax. Dieser ist wegen mangelnder Elastizität dem Atem wenig förderlich. In ihm wird aber der erhebliche Machtanspruch deutlich. Ganz nahe liegt allerdings auch die Ohnmacht, die in der Beschränkung der Atemfunktion schon spürbar wird. Die abnehmende Leistungsfähigkeit demaskiert sich in der *Kurzatmigkeit*. Betroffenen *geht* schon bei geringen Anforderungen *die Puste aus,* weshalb sie in vieler Hinsicht *kürzertreten* müssen. Der lebenswichtige Gasaustausch ist massiv behindert und verdeutlicht die Kommunikationsstörung des seelischen Bereiches auf der Körperebene. Atemnot ist gleich Kommunikationsnot(stand).

Ein Lungenkrebs zeigt das gleiche Thema nur noch drastischer: Entartetes Lungengewebe fängt an zu wuchern, sich über alle Grenzen hinwegzusetzen. Das Thema Krebs ist grundsätzlich mit den seelischen Themen Wachstum und Liebe[11] verbunden. Anstatt sich auf der seelischen Ebene allem zu öffnen und über alle Grenzen hinauszuwachsen, wie es der Liebe zusteht, geschieht es im Körper als Krebs. Nicht gelebte liebevolle Kommunikation kann sich auf der Körperebene als Lungenkrebs ausleben. Die Therapie macht es noch einen Schritt ehrlicher: Meist muss die ganze befallene Lunge entfernt, also der entartete Kommunikationsbereich vernichtet werden. Grundsätzlich können wir Rauchen als die erste Stufe der Kommunikationsentartung deuten. Statt lebenswichtigem Sauerstoff und lebenswichtigen Worten werden hier lebensfeindliche Gase ausgetauscht. An diese Stelle gehört auch die von vielen Rauchern angegebene und von einigen geschätzte Erfahrung, dass Rauchen sie ruhiger und sogar schweigsam mache. Rauchen ist eben tatsächlich ein Kommunikationsersatz. Es ersetzt Worte und Zuwendung durch tonlose Selbstgespräche mit den eigenen Rauchschöpfungen und durch orale Selbstbefriedigung.

---

11 Für eine ausführliche Ableitung dieses Zusammenhangs siehe wiederum Ruediger Dahlke: *Krankheit als Sprache der Seele*. Goldmann Arkana, München 2007.

Tausendsassa Nikotin

Neben dem Teer (als Kondensat) muss heute auch der Nikotingehalt auf jeder Packung angegeben werden. Das Wort Nikotin für das Hauptgift des Tabaks geht auf den Franzosen Jean Nicot zurück, der sich im 17. Jahrhundert um die Verbreitung des Tabaks als medizinisches Allheilmittel verdient gemacht hat. Dieses Alkaloid ist in Reinform eine farblose, ölige Flüssigkeit, die sich bei Luftkontakt sogleich braun färbt. Sie ist für die gelblich braunen Finger von Kettenrauchern ebenso verantwortlich wie für den charakteristischen Tabakgeruch. Mit den Nikotin- wie auch den Teermengen ist seit ihrer Angabepflicht in vieler Hinsicht jongliert worden. Heute gehört das Gros der bei uns gerauchten Zigaretten zu den sogenannten »Leichten«. Allerdings ist auf die Angaben wenig Verlass, da sie aus standardisierten Experimenten an Rauchmaschinen stammen. Diese Angaben sind, wie schon einige Male auch gerichtlich nachgewiesen, häufig falsch und können in Wirklichkeit bis zur siebenfachen Konzentration gehen. Von der Industrie gekauft und eingesetzt produzieren diese Rauchmaschinen industriefreundliche niedrige Werte. Bei Untersuchungen mit Menschen hat sich gezeigt, wie Raucher, die von einer starken Zigarette auf eine leichte umsteigen, dabei auch ihre Rauchgewohnheiten umstellen. Fast jeder Raucher hat offensichtlich ein unbewusstes Empfinden für seine Nikotinmenge, an die er sich gewöhnt hat und die ihm die ersehnten Wirkungen bringt. Raucht er nun die neuen Leichten, so beginnt er, unbewusst und ohne es zu merken, intensiver zu ziehen und tiefer zu inhalieren. Das unterscheidet ihn von der Maschine und lässt die Nikotinausbeute drastisch ansteigen. Statt der normalen 30 Prozent Nikotin im Hauptstromrauch lockt er einen viel höheren Anteil auf diesen Weg. Darüber hinaus neigt er nun dazu, seine Zigarette durch schnelles, intensives Ziehen heiß zu rauchen, was die Nikotin- und Schadstoffausbeute noch einmal erhöht. Als letzter, in vielen Untersuchungen bestätigter Ausweg bleibt ihm die Erhöhung der Zigarettenzahl.

Da es aber nicht nur um Nikotin und Teer, sondern auch viele andere Gifte geht, die jetzt durch die erhöhte Zigarettenzahl, das tiefere und schnellere Ziehen und das Heißrauchen vermehrt aufgenommen werden, haben Untersuchungen ergeben, wie der Umstieg auf Leichte das generelle Gesundheitsrisiko noch steigert. Nikotinfreie Zigaretten hatten konsequenterweise überhaupt keinen Markterfolg. Auf alle Fälle ist Nikotin ein sehr leistungsfähiges Gift, es wird von allen lebenden Geschöpfen, außer Menschen, wie die Pest gemieden. Nicht nur die Tabakpflanze selbst setzt es als Pflanzenschutzmittel gegen Insektenfraß ein, auch in industriellen Pflanzenschutzmitteln findet es heute Verwendung. Tatsächlich hat es so wahrscheinlich wirklich gegen die mittelalterliche Pest genützt – durch Abschreckung der übertragenden Rattenflöhe, die mit dem giftigen Tabakrauch auch gleich die Raucher mieden. Unter Tabakstauden wächst selten (Un-)

Kraut, denn den Pflanzenkollegen ist solche Atmosphäre zu giftig.

Nikotin von zwei Zigaretten auf einmal in die Vene injiziert ist bereits für einen Erwachsenen tödlich. So wundert es auch nicht, wenn früheren Tabakschmugglern, die sich die Blätter auf den Leib banden, ihr Gewerbe auch schon mal den Tod an Nikotinvergiftung einbrachte.

Aus dem sauren Rauch der sich nach dem Krieg auch bei uns durchsetzenden blonden sogenannten American-Blend-Zigarette kann nur 10 Prozent des Nikotins über die Mundschleimhaut resorbiert werden, die restlichen 90 Prozent müssen über die Lunge gehen. Bei Pfeifen-, Zigarren- und schwarzen Tabaken der Orientalen ist das ganz anders, weswegen bei diesen Produkten auch sogenanntes »Paffen« schon zum »Erfolg«, d.h. dem angestrebten Nikotinspiegel führt. So wurden die American-Blend-Tabake in der Tat ein rechtes *Blendwerk*. Als hellere und leichtere Tabake verführten sie die Raucher massenhaft zum Inhalieren, um an das ersehnte Nikotin heranzukommen, und brachten dadurch erst die ganze Teerproblematik in die Lunge.

Im menschlichen Körper wirkt Nikotin in erster Linie als Nervengift über die Eingeweidenerven des vegetativen Nervensystems auf fast alle Organe einschließlich der Blutgefäße. Seine Wirkungen sind äußerst faszinierend und gegensätzlich. In dieser Gegensätzlichkeit liegen aber gerade der weltweite Erfolg und das immense Suchtpotenzial begründet. Tatsächlich wird die Fähigkeit des Nikotins, körperliche Abhängigkeit auszulösen, von verschiedenen Forschern als deutlich höher eingeschätzt als bei allen anderen bekannten Drogen einschließlich der Opiate.

Was macht nun das Nikotin? Es erregt in kleinen Dosen sowohl den Sympathikus als auch seinen Gegenspieler, den Parasympathikus, also beide Teile des Eingeweidenervensystems. Das kann es, da es der Reizüberträgersubstanz Acetylcholin an den Nervenendigungen sehr ähnlich ist. Die Rezeptoren verwechseln es mit dem eigentlichen Überträgerstoff und lassen sich sozusagen irrtümlich erregen. So wird ein ziemlich entspannter, eher schlapper Mensch durch Zigaretten deutlich angeregt, sogar etwas aufgeputscht. Wenn nun aber der Körper mit hohen Dosen Nikotin überschwemmt wird, besetzen die Nikotinmoleküle sehr viele Rezeptoren der Nervenenden und blockieren sie damit für den körpereigenen Reizstoff. Dadurch kommt die zweite beruhigende Wirkung zustande, die so paradox erscheint. Wenn nämlich ein nervlich übererregter Mensch eine genügende Menge Nikotin raucht, kann ihn das durchaus beruhigen. Diese Wirkung ist natürlich weniger eine echte Entspannung als vielmehr eine Lähmung und mit echter Entspannung, etwa während einer Meditation, nicht zu vergleichen. Aber verglichen mit dem völlig überdrehten Ausgangsniveau kann sie doch sehr spürbar und für den gestressten Raucher subjektiv noch immer wohltuend sein. Er empfindet eine leichte Dauererregung bzw. eine gewisse Lähmung seiner Erregungsrezeptoren bereits als entspannend. Einem 50 Grad im

Schatten gewohnten Wüstenbewohner wird das mediterrane Klima auch angenehm kühl vorkommen, während wir wegen der Wärme und Sonne dorthin streben.

Über diese paradoxe Wirkung hinaus hat Nikotin noch vielfältige andere Wirkungen im komplexen Nerven- und Hormonsystem unseres Körpers. So entlockt es dem Nebennierenmark die Stresshormone Adrenalin und Noradrenalin, wodurch der Raucher auf der körperlichen Ebene in einen Dauerstress bzw. Erregungszustand gerät. Auch hier ist der Körper nur ehrlich. Für ihn stellt eben jede Zigarette Stress dar, und wenn der Raucher ehrlich zu sich selbst wäre, müsste er sich eingestehen, wie auch seelisch hauptsächlich Anspannungs- und Stressgefühle zur Zigarette greifen lassen. Dieser Dauerstress wirkt sich an den Gefäßen erst einmal verengend und auf die Dauer verhängnisvoll aus. Jeder Raucher kennt diesen Effekt einer einzigen Zigarette, die bereits die Hauttemperatur an Händen und Füßen um ca. fünf Grad senkt. Die Gefäße verengen sich, werden weniger durchblutet und die Extremitäten dadurch kälter. Außerdem erhöhen die Stresshormone die Herzfrequenz.

Auch hierzu gibt es wieder eine annähernd gegenläufige Wirkung, da über Reflexwege auf Rückenmarksniveau die Muskelspannung verringert wird, was sich als Entspannung bemerkbar macht. Das Geheimnis der Verdauungszigarette liegt in der erregenden Nikotinwirkung auf den Parasympathikus, der wiederum Bewegung in den Darm bringt.

Aus all diesen Nervenwirkungen ergeben sich auch die medizinisch so bedenklichen Symptome. Die bei chronischen Rauchern chronische Gefäßverengung führt zu hohem Blutdruck und begünstigt die Erstarrung bis hin zur Verkalkung der Gefäße. Stresshormone erhöhen neben der Herzfrequenz auch die Fettsäuren im Blut, was wiederum die Blutplättchen oder Thrombozyten anregt, leichter miteinander zu verkleben. Daher sind Raucher besonders thrombosegefährdet, neigen vermehrt zu Schlaganfällen, Angina Pectoris und Herzinfarkt. Die wohl gemeinste Form der Gefäßprobleme ist das sogenannte Raucherbein, wobei dem Raucher, und in diesem Fall wirklich nur ihm, ein Glied bei lebendigem Leibe abfault. Es ist vom Aussehen und wohl auch Gefühl her die Lepra der Industrienationen.

Blockierte Lebensenergie

Bevor wir uns an die Deutung machen, noch ein Exkurs zum vielfach unterschätzten Kohlenmonoxid (CO), das wir im Rahmen der Durchblutungsprobleme behandeln wollen, da es diese noch drastisch verschärft. Der CO-Gehalt des Zigarettenrauches liegt bei etwa 3 Prozent, das ist ungefähr die Hälfte der Auspuffgase eines im Stand laufenden Automotors. Bei Selbstmorden mittels Autoabgas ist es dieses Kohlenmonoxid, das zum Tode führt. Wie schon durch das Nikotin an den Rezeptoren der Nervenendigungen, kommt es auch durch CO zu einem Verwechslungseffekt. Der rote Blutfarbstoff, das Hämoglobin, verwechselt das CO mit Sauerstoff (O_2) und lässt sich von ihm stellvertretend besetzen. Da die Bindungsfähigkeit des CO zweihundertmal größer als die des O_2 ist, beansprucht jedes CO-Molekül mit Sicherheit einen Hämoglobinplatz, während die O_2-Moleküle leer ausgehen. Bei Rauchern sind folglich 5 bis 20 Prozent des Blutfarbstoffs, der mehr als nur ein Symbol unserer Lebenskraft ist, durch Kohlenmonoxid besetzt und somit ausgeschaltet. Dadurch ist ein Gutteil der Lebenskraft im wahrsten Sinne des Wortes blockiert. Die Durchblutung wird also auf diesem Weg noch schlechter, die Atmung mühsamer, der Gasaustausch weniger wirksam. Die subjektiven Wirkungen der chronischen Kohlenmonoxidvergiftung eines starken Rauchers sind Schlafstörungen, leicht benebelter Allgemeinzustand und betäubungsähnliche Empfindungen.

Bei der Deutung begegnen uns die schon bekannten Themen. Der Austausch, die Kommunikation sind nicht nur behindert; die CO-Vergiftung enthüllt, wie der Austausch vergebens verläuft aufgrund der blockierten Lebensenergie – symbolisiert durch die blockierten roten Blutkörperchen. Die betäubungsähnlichen Phänomene, verbunden mit den Schlafstörungen, verdeutlichen das Entspannungsproblem des Rauchers. So wie chemische Schlafmittel chemisch induzierte Bewusstlosigkeit statt Schlaf bewirken, ist die Entspannung des Rauchers eher

Lähmung statt innere Ruhe. Das schneller klopfende Herz und der erhöhte Blutdruck enthüllen die Wahrheit.

Auch bei den Durchblutungsstörungen wird der Körper schonungslos ehrlich: Enge und Angst, die sich in kalten Füßen ausdrücken, hatten wir bereits im Zusammenhang mit der Grundangst des Rauchers gestreift. Darüber hinaus wird wiederum die Kontaktstörung deutlich. Wer eine eiskalte Hand als Willkommensgruß gereicht bekommt, spürt instinktiv, in Wirklichkeit nicht willkommen zu sein. Deshalb sind den Besitzern kalte, leblose Hände auch recht peinlich. Die Hand wird zwar formal gegeben, aber alles Leben ist aus ihr zurückgezogen, und so wird die Leere dieser Form spürbar. Man friert und fühlt sich eben nicht warm aufgenommen oder gar *herz*lich begrüßt.

Die Kontaktstörung, die schon so deutlich am anderen Kommunikationsorgan, der Lunge, ins Auge sprang, wird auch an der Haut überdeutlich. Während wir über die gemeinsam geatmete Luft indirekt mit den anderen Lebewesen verbunden sind, können wir über die Haut direkten physischen Kontakt aufnehmen. Beim Raucher aber ist diese Kontaktzone minder durchblutet, damit auch weniger belebt. Er wagt nicht, mit seiner Lebensenergie bis an seine Grenzen zu gehen, und kommt auf diese Weise nicht in lebendigen Kontakt. Was bleibt, sind die leere Form der Geste und die scheinbar so leichten und lebendigen Rauchzeichen, die in Wirklichkeit auch nur aus toten, eben verbrannten Tabakteilchen bestehen.

Ein treffendes Bild für den kontaktgestörten Raucher, der sich mitsamt seinem Blut ins eigene Innerste verkrochen hat, ist die Schildkröte. Wenn man sich mit seiner ganzen Lebenswärme und allen Gliedern nach innen verzieht, kann man sich mit Sicherheit draußen weder Finger noch Zehen verbrennen. Innen ist es aber dafür ziemlich lebendig in der Raucherburg, der Druck in den Gefäßen ist hoch, und das Herz klopft mehr als sonst. So wie er weniger (Wärme, Worte, Zuwendung) nach draußen gibt, nimmt der in sich selbst verschanzte Raucher auch weniger von außen auf, wie die Schnecke, die alle Fühler eingezogen und sich in ihrem Haus verkrochen hat.

Bei fortgeschrittenen Durchblutungsstörungen wird dieselbe Symbolik noch krasser deutlich. Die Gefäße sind die Verbindungswege, die Straßen- und Kommunikationswege für Hormonbotschaften und den gesamten Güterverkehr unseres Körperlandes. Werden sie angespannt und enger, zeigt das, wie angespannt die Kommunikationslage im Körper ist, wie der Druck hinter diesem Thema zunimmt. Kommt es schließlich zur Verhärtung, erübrigt sich die Deutung fast. Die Kommunikation ist verhärtet und wird zunehmend schwierig. Tatsächlich kommt es im nächsten Schritt bereits zu Ausfällen.

Bei der *Claudicatio intermittens,* einer Durchblutungsstörung der Beine, muss man beim Gehen immer wieder vor Schmerzen stehenbleiben, um der mangelhaften Durchblutung etwas Zeit zu geben. Hier wird in Metern und Schritten ablesbar, wie eingeschränkt Kontaktfähigkeit und Beweglichkeit bereits sind. Bildlich wird klar, wie viel *kürzer* man *treten* muss. Natürlich ist mit solchen Behinderungen im Leben *nicht* gut *weiterkommen*, d.h. man kann es *nicht weit bringen*. Das häufig von Langzeitrauchern beklagte Schwächegefühl in Armen und Beinen weist ebenfalls in diese Richtung, betont dabei noch zusätzlich die *Handlungsschwäche*.

Die *Angina Pectoris* zeigt wörtlich die Enge des Herzens und weist auf die Situation unserer Herzensweite und -kontakte hin. Im Herzinfarkt schließlich stirbt ein Teil des Herzens ab, wenn es bzw. sein versorgendes Gefäß sich verschließt. Tatsächlich kann das *Herz* bzw. seine Wand sogar *brechen*, was natürlich zwingend zum Tode führt. Natürlich gibt es neben dem Rauchen auch andere Risikofaktoren, die einen Herzinfarkt begünstigen, wie etwa gehärtete Fette. Andererseits bleibt der Infarkt doch ein typisches Rauchersymptom. Praktisch alle Herzinfarktpatienten unter 40 Jahren sind Raucher. Allerdings sind die gehärteten Industriefette, wie in den meisten Margarinen und Fertiggerichten, eine starker zusätzlicher Risikofaktor. Beides zusammen ist eine schreckliche moderne Mischung.

Auf einer anderen Ebene, aber genauso drastisch, verdeutlicht das Raucherbein ein schrittweises Absterben. Die Beine belegen in ihrer Funktion als (Fort-)Bewegungsorgane und ihrer Möglichkeit, zu anderen Orten und Menschen Kontakt aufzunehmen, das bekannte Thema. Mit einem Raucherbein kann man auf niemanden mehr zugehen, so wie man mit verhärtetem Herzen nur noch schwer Gefühle erwidern kann. Bei Kehlkopf- oder Mundhöhlenkrebs, zwei bisher noch nicht erwähnten, bei Rauchern zehnmal so häufig auftretenden Krebsarten, wird einem die sprachliche Kommunikation genommen und drastisch vor Augen geführt, welche »Fehler« auf dieser Kommunikationsebene liegen. Kein Machtwort hätte je so schlimm sein können wie die Macht des chirurgischen Skalpells.

Bei den auf Durchblutungsstörungen des Gehirns zurückgehenden Symptomen bedarf es wieder kaum der Deutung: Zunehmende Vergesslichkeit zeigt die Unfähigkeit, Verantwortung zu übernehmen, Wichtiges entgeht einem, Unwichtiges bleibt ärgerlicherweise oft sehr lange bewusst. Verstimmungszustände zeigen wieder ehrlich jene Stimmungsschwankungen, die man lange Zeit mittels Zigaretten verdrängen konnte, indem man mit seinem Dampf in konkreter Form die Atmosphäre verpestete. Nun kommt der »Stinker« und »Stänkerer« auch im seelischen Bereich wieder durch. Die Kopfschmerzen schließlich zeigen, wie sehr »einem der Kopf raucht«, was für »ein Brett man vor dem Kopf« hat. Sie machen deutlich, inwieweit die künstliche Nikotinentspannung der letzten Jahrzehnte in Wirklichkeit eher Anspannung und Überanstrengung der dauererregten Gefäße und Nerven bzw. Kommunikationswege des Körpers war. Im Konzentrationsmangel rächt sich die Zerstreuung, die man sich rauchend auf Kosten des Körpers verschafft hat. Nun ist man eben immer zerstreut, zwar anders, als man es wollte, dafür aber deutlich.

An den Extremstadien wird schmerzlich bewusst, wie ehrlich die Ausdrucksformen des Körpers sind und wie lohnend es ist, schon auf seine frühen, oft noch schwachen Zeichen zu achten. So hätte eigentlich schon die erste Nikotinvergiftung den ganzen Schwindel auffliegen lassen können. Alles drehte sich, der Hustenreiz zeigte die Abwehr des Körpers ebenso wie Brechreiz und Durchfall, einem war »zum Kotzen«, und man hatte »Schiss«. Vonseiten des Körpers gab es schon damals keinen Grund weiterzumachen, im Gegenteil, er wollte alles gleich wieder loswerden über die ihm vertrauten Wege.

Sucht statt Suche

Die paradoxe Wirkung des Nikotins wird von vielen Forschern für die Suchtauslösung verantwortlich gemacht. Und wir sollten uns hier nicht täuschen, fast alle Raucher sind süchtig, vielleicht mit Ausnahme jener wenigen echten Genussraucher, die jederzeit die wenigen Zigaretten auch weglassen könnten. Überhaupt ist die Leichtigkeit, mit der man aufhören und das auch durchhalten kann, das beste Maß für den Grad der Abhängigkeit. Die Entfernung zum Genussrauchen wird allerdings schnell größer mit zunehmender Gewöhnung. Und Abhängigkeit ist bereits erreicht, wenn ein Zwang zum Rauchen besteht. Obwohl die Nikotinabhängigkeit sozial akzeptiert ist, bleibt sie doch eine Sucht, wenn auch eine leicht zu befriedigende und erschwingliche. Es wird einem leicht gemacht, sich darauf einzuschwingen, und wer mitschwingt, hat keine sozialen Nachteile und kurzfristig auch keine gesundheitlichen zu befürchten, seine Sucht führt anfangs ja nicht zu merkbaren Ausfällen.

Wie aber kommt es nun zur Sucht? Auf alle Fälle immer gänzlich unbemerkt, so wie es uns die ersten europäischen Raucher, jene spanischen Seeleute, vorgemacht haben. Sie waren ganz erstaunt, als sie bemerkten, nicht mehr aufhören zu können. Über die pharmakologischen Wirkungen ist die Suchtbildung nachvollziehbar. Der Raucher tappt sozusagen in eine Falle, ähnlich wie ein Fisch in die Reuse schwimmt. Wenn er den Fehler erkannt hat, ist es bereits zu spät, und der Rückweg ist versperrt. Um den ersten Schritt zur Zigarette zu tun, braucht es die vielfältigen psychologischen Mechanismen, wie wir sie etwa in der Pubertät antreffen oder in der Neugierde der Eroberer. Ist die Abwehrreaktion des Körpers überwunden, spürt man nach den ersten Zügen den anregenden Effekt, der schleichend und unbemerkt in die blockierende und damit eher beruhigende Wirkung übergeht. Nun raucht man weiter, um die anregende Wirkung wiederherzustellen, und der Körper gewöhnt sich an das Nikotin – und die Psyche an diesen Mischzustand aus Muskelentspannung und bewegtem Herzen. So wird als eine Art entspannter Wachheit erlebt, was in Wahrheit besser erregte Blockade genannt werden sollte. Der Körper lernt mit jedem Mal, das Nikotin schneller abzubauen, und so rutscht man weiter in die Abhängigkeit. Ist man aber erst einmal abhängig, tritt wie bei jeder anderen Sucht das Erreichen von Lust oder jedenfalls positiven Empfindungen in den Hintergrund, und das Vermeiden von Unlust wird zur zentralen Triebfeder. Die relativ geringe Halbwertzeit des Nikotins – jene Zeit, nach der die Hälfte abgebaut ist und nicht mehr wirkt – macht dann etwa alle 20 Minuten eine Zigarette notwendig, was zu den typischen 30 bis 40 Zigaretten eines süchtigen Rauchers führt.

Ist man in Zukunft erregt, wird die Zigarette wirklich zur abrufbereiten »Beruhigung« und damit zum mit Abstand meistverbreiteten Psychopharmakon. So viel man jetzt auch raucht, die Blockade der Rezeptoren wird vollkommener, die Ruhe bleibt eindrucksvoll. So kann man sich mit einem einzigen, noch dazu in eigener Regie jederzeit zu verordnenden Mittel aus der Erschlaffung in die Wachheit rauchen und andererseits auch Erregungszustände dämpfen, man kann sich damit belohnen und, wenn es sein muss, auch noch andere bestrafen; in fröhlichen Stunden ist es ein bewährtes, anregendes Genussmittel, in traurigen ein verlässlicher, sanfter Tröster. Es ersetzt den Freund in einsamen Stunden und führt andererseits zu Alleinsein und Schweigsamkeit, wenn man ihrer bedarf.

Unter Berücksichtigung all dieser Möglichkeiten kann man den universellen Erfolg der Zigarette durchaus verstehen. Ein überall verfügbares, immer anwendbares Allheilmittel, das obendrein relativ billig ist und jedenfalls bis vor kurzem in gutem Ruf stand. So hat der Tabak, von der einen Seite der Wirklichkeit aus betrachtet, fast die Erwartungen erfüllt, die seine ersten medizinischen Anhänger in ihn setzten. Aus der Sicht des eingefleischten Rauchers mag es jammerschade wirken, wenn nun mit den Ärzten ausgerechnet seine ersten treuesten Anhänger dem Tabak so in den Rücken fallen und seine Schattenseite enthüllen.

Beim Thema Sucht fällt das besonders leicht. Ein süchtiger Mensch ist offensichtlich unfrei und fremdbestimmt, das gerade Gegenteil vom allgemeinen Ideal. Er ist schwach und ausgeliefert und nicht Herr über Körper, Seele und Geist. Das wird besonders deutlich bei vielfach gescheiterten Entwöhnungsversuchen. Mit jedem vergeblichen Versuch, die Selbstbestimmung über das eigene Leben und seine Gesundheit zurückzugewinnen, sinkt das Selbstwertgefühl und gibt dem Raucher damit einen ehrlichen Eindruck seiner tatsächlichen Situation. Hier hilft uns die Werbung wieder vorzüglich in ihrer selbstentlarvenden Ausdrucksweise. All die Ideale vom starken, unabhängigen Mann und der selbstständigen, emanzipierten Frau sind geradezu die Karikatur des unfreien, selbstunsicheren Rauchers. Eines der besonders witzigen Beispiele lieferten hierzu die Werbestrategen der Marke »Memphis«. Über drei vor Lebenslust strahlende Teenager schrieben sie: »Die Leichte für Starke«. Den belustigten Betrachter springt die Umkehrung geradezu an: Die Starke für Leichte. Erweisen sich doch die sogenannten »Leichten« in Wahrheit unter dem Strich als der stärkere und schlimmere Tobak, und sind die abgebildeten drei »Starken« zu offensichtlich nur Halbstarke.

In und hinter der Sucht steckt allerdings mehr, verbirgt sich doch das Wort »Suche« darin. Süchtige sind tatsächlich im tiefsten Winkel ihres Herzens Suchende. Und wir brauchen nur an den Anfang der Rauchgeschichte zurückzudenken, an die Schamanen, die da in den Rauchgebilden die Gestalt und den Willen ihrer Götter zu ergründen suchten. Sie verwendeten Tabak noch wirklich zur Suche, vor allem wenn sie tief eintauchten in die Welt dieser Pflanze, etwa durch Trinken ihres Saftes. In den resultierenden Trance- und Rauschzuständen kamen sie offenbar in Kontakt mit jener uns normalerweise verborgenen Anderwelt. So entdecken wir gerade in einer der dunkelsten Nebenwirkungen, der Sucht, nicht zufällig eine der hellsten Seiten dieser Droge, die Suche. Was uns von den Suchern in den Kindertagen des Tabaks trennt, ist unsere Unbewusstheit. Der Ersatz des Jenseitsbezuges und der religiösen Suche durch Diesseitsbezug sowie die quasireligiöse Suche nach Lustbefriedigung lassen logischerweise das Ritual zur Gewohnheit verkommen und die Suche zur Sucht. Insofern ist die Rauchergesellschaft auch eine Gesellschaft verhinderter Sucher.

Das Gute vom Schlechten

Tatsächlich gibt es nichts Schlechtes, dem nicht auch etwas Gutes anhaftet. Dafür steht schon das Gesetz der Polarität. Wie wir schon gesehen haben, hat der Tabakrauch durch die Abwehr der Rattenflöhe wohl viele Menschen zu Zeiten der großen Pestepidemien gerettet.

Ähnlich hilfreich scheint Rauchen bei dem Krankheitsbild *Morbus Crohn* zu sein. Erstens kommt dieses selten bei Rauchern vor, zweitens bessert Rauchen die Symptomatik. Auch mit Tabak beziehungsweise Nikotin angereicherte Einläufe haben sich bei diesem Krankheitsbild bewährt, dessen Bedeutung in meinem Buch *Verdauungsprobleme*[12] dargestellt ist.

Auch bei *Morbus Parkinson* soll Rauchen positiv wirken, was sich auch daran zeigen mag, dass dieses Krankheitsbild bei Rauchern seltener vorkommt. Insgesamt ist auffällig, dass bei psychischen und besonders psychiatrischen Krankheitsbildern Rauchen als offensichtlich lindernd oder wohltuend empfunden wird. Nirgendwo wird wohl so geraucht wie in der Psychiatrie.

Generell könnte Rauchen natürlich als Ritual an die alte Vergangenheit der indianischen Tradition anknüpfen und hätte dann insgesamt wohl wieder einen ganz anderen Stellenwert.[13]

---

12 Ruediger Dahlke, Robert Hößl: *Verdauungsprobleme: Be-Deutung und Chance von Magen- und Darmsymptomen.* Droemer Knaur, München 1990.
13 Clemens Vogt, Christianne Vink: *Holy Smoke.* Compaan uitgevers, Maassluis 2011.

Kapitel 7

Rauchen und die venusischen Gefilde

Das Verdauungsritual

Über das Urprinzip Venus ist Rauchen nicht nur mit dem Thema Genuss, sondern auch mit dem des Essens verknüpft. Zudem hat es über Nikotin Einfluss auf die Verdauung. Durch die Stimulierung des parasympathischen Teils des Eingeweidenervensystems werden sowohl die Säfteproduktion angeregt als auch die wellenförmigen Bewegungsrhythmen des Darmes (Peristaltik). Raucher mit relativ sparsamem Tabakkonsum leiten deshalb häufig zu bestimmter Tageszeit, oft morgens, ein Verdauungsritual mit ihrer »Verdauungszigarette« ein. Neben dem bedingten Reflex, der sich mit der Zeit einschleicht, kommt ihnen hier die pharmakologische Wirkung des Nikotins zu Hilfe, die tatsächlich die Stuhlentleerung fördert. Bei manchen Rauchern schlägt dieser an sich angenehme Vorgang allerdings bereits wieder in das vertraute Thema »Abhängigkeit« um. Sie sind dann auf »ihre Verdauungszigarette« angewiesen und ohne diese hoffnungslos verstopft. So kommt auch dieser bedingte Reflex noch abhängigkeitsverschärfend hinzu.

Abhängig oder nicht, hier ist die Zigarette Symbol des Loslassens von Altem und der Reinigung geworden und in dieser Funktion ihren Anhängern verständlicherweise ebenfalls sehr lieb. Tatsächlich klang der Reinigungsaspekt schon in der alten Medizin, die Tabak noch als Allheilmittel bejubelte, an. Und wenn Tabak als Pestschutz wirkte, bestimmt über den Aspekt der Reinigung der Kleider von Ungeziefer – wie eben den Erreger übertragenden Rattenflöhen. Da alle Tiere Tabak meiden, verwenden die Imker noch heute ihre Pfeife, um sich, in dichte Tabakwolken gehüllt, über den Honig ihrer Bienenvölker herzumachen. Die Bienen geben dann lieber ihre im Laufe des Jahres gesammelten Schätze auf, als sich kämpfend in Tabakqualm zu wagen; eine der ersten Formen des Einsatzes von Kampfgas also. So hat der Tabak bei der Entwesung seine Funktion und wird auch heute noch häufig gegen Mücken und Bremsen eingesetzt – eine der wenigen Gelegenheiten für die in die Enge getriebenen Raucher, ein wenig sozialen Boden durch den Schutz bei Grillpartys und Ähnlichem gutzumachen.

Die Anregung der Verdauungssekrete, insbesondere des Magensaftes, ist da schon wieder problematischer, wenn auch sehr ehrlich. Die Zigarette lässt dem Raucher im wahrsten Sinne des Wortes das Wasser im Munde zusammenlaufen. So sehr regt sie nämlich seine Geschmacksnerven und Genussempfindungen an. Leider bleibt dieser Effekt nicht auf den Mund beschränkt, und so kommt es auch zu einem deutlichen Anstieg der sauren Magensäfte. Das zeigt nun ehrlich, wie oft Raucher sauer und ätzend sind im Vergleich zu Nichtrauchern. Es belegt auch, wie sehr Zigaretten auf der Körperebene sauer machen. Hier sehen wir wieder die Grundsatzentscheidung des Rauchers, aber auch jedes anderen Symptomträgers: lieber im Körper als in der Seele. Seelisch mag die Zigarette dem Raucher helfen, wenn er sauer ist, körperlich macht sie ihn erst recht sauer. Die Statistik bringt dieses Phänomen auf folgenden Nenner: Raucher sterben mehr als viermal so häufig an Magen- und Zwölffingerdarmgeschwüren und mehr als doppelt so häufig an Magenkrebs.[14]

Sowohl Geschwüre als auch deren krebsige Entartung korrelieren mit der Säureausschüttung. Der Mechanismus ihrer Entstehung ist leicht zu durchschauen. Wie alle anderen Organe ist der Magen sehr anpassungsfähig, aber andererseits auch beschränkt auf im Rahmen seiner Tätigkeit sinnvolle Reaktionsmöglichkeiten. Seine Aufgabe ist es, zu desinfizieren und vorzuverdauen. Das kann er, und dafür produziert er quasi auf Kommando seine Säure. Wenn nun die entsprechenden Kommandos kommen, aber statt der

---

14 Aus einer Untersuchung amerikanischer Männer; siehe Henner Hess: *Rauchen. Geschichte, Geschäfte, Gefahren.* Campus, Frankfurt am Main 1987.

Nahrungsbissen nur Emotionen wie Wut und Zorn oder geschluckter Rauch, so bleibt dem Magen nichts übrig, als seine Säure zu produzieren, auch wenn diese weder zur Verdauung von geschlucktem Zorn noch von Rauch etwas Sinnvolles beitragen kann. Geht das über längere Zeit so, fängt die Säure in Ermangelung von geschluckten Fleischbrocken an, das eigene Fleisch zu verdauen, der Magen verdaut sich sozusagen selbst. Magengeschwüre sind deshalb auch keine blumenkohlähnlichen Wucherungen, sondern Löcher in der Magenwand, die die Säure geätzt und gefressen hat. Hier wird die gegen sich selbst gerichtete Aggression der Betroffenen besonders deutlich. Statt den Zorn herauszuschreien, den eigenen Dampf am richtigen Ort abzulassen, den Vorgesetzten oder Partner im übertragenen Sinn zu beißen, geht der Raucher lieber sich selbst an, frisst alles in sich hinein und den eigenen Magen auf. Er ist tatsächlich »angefressen«, bleibt dabei aber nach draußen hübsch brav und sozial angepasst.

Bekommt solch ein Zustand Dauercharakter und nehmen die entsprechenden Reizungen im seelischen Bereich und auf der Magenschleimhaut chronische Formen an, kann das überreizte Gewebe entarten. Nun frisst der Krebs den Magen und in letzter Konsequenz den Menschen. Seelisch nicht gelebte Aggression lebt sich aggressiv fressend im Körper aus, zugleich bildet aber der Krebsprozess auch das seelisch nicht gelebte Wachstum und die Liebe ab, an deren Stelle er nun körperlich alle Grenzen überschreitet und sich alle Räume öffnet.

Zigaretten als Schlankmacher

Generell hat die Liebe ihren Bezug zum Magen, weiß doch schon das Sprichwort, wie sie durch ihn geht. Viele Raucher kennen diesen Bezug, wissen, wie sich Liebe durch Essen und Essen durch Rauchen oder gleich Liebe durch Rauchen ersetzen lässt. Innerhalb einer Urprinzipienkette wie hier derjenigen der Venus können sich die Repräsentanten in gewissen Grenzen vertreten. Raucher-Frauen geben dabei häufiger als Männer zu, Zigaretten seien für sie Lustbefriedigung, ersetzten Naschen und würden sie dadurch schlank halten. Umgekehrt erleben Raucher, die aufhören, oft eine deutliche Gewichtszunahme und ein kaum stillbares Verlangen nach Süßigkeiten. Die Schattenseiten dieser venusischen Vorteile treffen allerdings auch wieder die Frauen besonders hart. Da Rauchen auch die Keimdrüsen schädigt, begünstigt es Regelstörungen, hormonelle Hautprobleme bis zu vorzeitiger Erschlaffung des Bindegewebes und damit Faltenbildung. Da auch die Wechseljahre früher einsetzen, nimmt das Gespenst der frühzeitigen Alterung bei Raucherinnen sehr konkrete Formen an, trifft aber Männer gleichermaßen.

Die Beziehung zwischen Süßem und Liebe ist schon sprachlich überdeutlich. Da werden süße Mädchen oder gleich Zuckerpuppen vernascht, man findet sie zum Anbeißen und lässt sich von Süßem aus Zucker und Fleisch und Blut gleichermaßen gern verführen. So erkennen wir im Rauchen und Naschen zwei sich in vielen Aspekten entsprechende Ersatzbefriedigungen für Liebe. So begegnet uns das alte Thema der Pubertät von Neuem. War damals die Entscheidung zu fällen, die oralen Bedürfnisse in das reifere Küssen oder das regressive, unreife Zigarettennuckeln zu kanalisieren, bleibt später ständig die Möglichkeit offen, sich über Essen, Rauchen oder doch Küssen zu befriedigen.

Diese urprinzipiellen Wirkungen sind überall in der Wirklichkeit zu finden, ob es dafür wissenschaftlich nachvollziehbare Erklärungen gibt oder nicht. Oft ist es jedoch nur eine Frage der Zeit, bis sie nachgeliefert werden, und auch in diesem Fall kam es so. Heute gilt es als sicher: Rauchen senkt den Insulinspiegel und erhöht damit den Blutzuckerspiegel. Das mag auch die physiologische »Ursache« für das verringerte Hungergefühl der Raucher sein. Ein niedriger Blutzuckerspiegel ist nämlich ein Signal für die Auslösung von Hungergefühl, sehr niedriger Blutzucker verursacht geradezu Heißhunger. Ein Raucher, der aufhört, hat dann plötzlich einen relativ hohen Insulinspiegel, der den Blutzucker senkt und so, neben allgemeinem Hungergefühl, die typische Lust auf Süßigkeiten bewirkt. Süßigkeiten erhöhen nämlich am schnellsten den Blutzuckerspiegel und erzeugen auf diese Weise kurzfristige Leistungsfähigkeit.

Darüber hinaus gibt es noch eine weitere Erklärung, warum Rauchen schlank halten oder sogar machen könnte. Beim Raucher ist der Grundumsatz, d.h. die Stoffwechselaktivität um etwa 10 Prozent erhöht, und so liegt sein Gewicht zirka 10 Prozent unter dem Wert, den er als Nichtraucher hätte.

Einer der Gründe hierfür dürfte der Dauerstress sein, in den der Raucher seinen Körper versetzt und der natürlich Kraft kostet. Der höhere Verbrauch führt auch zu einer früheren Erschöpfung, d.h., der Körper ist tatsächlich früher *verbraucht,* wie sich an der Haut auch äußerlich ablesen lässt. Hier liegt eine weitere Erklärung für das vorzeitige Altern der Raucher.

Die Deutung dieser Situation liegt bereits wieder in den Worten: Die Grundaktivität, die der Raucher seelisch vermissen lässt, muss für ihn der Körper erbringen. Es zeigt sich der grundsätzliche Anspruch, die Dinge schon umzusetzen, nur – aus den vielzitierten Gründen – kommt es auf der seelischen Ebene nicht dazu, und so muss der Körper den entsprechenden Grundumsatz leisten. Der geringere Hunger des Rauchers verrät, dass er sich anderweitig befriedigt, während der höhere Blutzuckerspiegel belegt, wie sein Organismus, der Stresssituation angemessen, weniger Reserven bildet, was sich im geringeren Gewicht zeigt. In dieser Körpersituation spiegeln sich wiederum die geringeren seelischen Reserven des Rauchers. Er steht unter stärkerem Druck bzw. höherem Dampf. Auch wenn er ihn über die Zigarette kräftig ablässt, ist seine gesamte seelische Situation der körperlichen entsprechend doch erheblich angespannt.

Zu erwähnen sei hier noch, wie besonders prekär Rauchen für Diabetiker ist. Auf der physiologischen Ebene erhöht es den (Blut-)Zucker, auf der übergeordneten seelischen Ebene wird das Thema Liebe offensichtlich auf zwei Wegen umgangen. Zeigt der Diabetes[15], wie die Süße, die seelisch auszukosten gewesen wäre, auf der körperlichen Ebene bis über die Überlastungsgrenze hinaus konsumiert wurde, so verrät Rauchen zusätzlich den zweiten Weg, wie über den oralen Zigarettengenuss das gefürchtete Thema »Liebe« umgangen werden kann.

Der Zusammenhang zwischen Rauchen und Essen, speziell von Süßem wie Desserts, wird auch in den Umgangsformen deutlich. Man kann das eine oder das andere tun, aber beides schließt sich für die meisten aus. Auf jeden Fall ist es von den Anstandsregeln her ausgeschlossen, an einem Tisch zugleich zu rauchen und Nachtisch zu essen. Die Raucher müssen in diesem Fall abwarten, bis die anderen ihren Nachtisch genossen haben. Der tiefere Grund hinter diesem Phänomen führt uns zu einem neuen Thema, dem der Sinne(sorgane).

---

15 Zur ausführlichen Ableitung der Diabetes-Problematik siehe wiederum in meinem Buch *Krankheit als Symbol* (C. Bertelsmann, München 2008).

Sinnenfreude und Rauchgenuss:
Von der Sinnlichkeit zur Abstumpfung

Rauchen hat vielfältige Auswirkungen auf die Sinne, die sinnliche Wahrnehmung und, wie wir schon wissen, die Sinnlichkeit. Raucher haben wohl grundsätzlich einen hohen Anspruch an diesen ganzen Bereich. Allein das »Rauchritual« ist ein äußerst sinnenfreudiger Akt, vor allem dann, wenn man sich Zeit dafür nimmt. Die Gruppe der Raucher, die das tut, ist allerdings sehr klein, setzt diese Art von Rauchen doch einige Bewusstheit voraus. Eigentlich wären hier nur die echten Genussraucher gemeint, die noch all die sinnlichen Vorteile aus dem Rauchen ziehen, um derentwillen viele damit begonnen haben. Oscar Wilde war solch ein genießender Raucher, der das auch gern demonstrierte.

Je mehr man aber raucht, desto seltener werden diese Genusssituationen. Der abhängige Raucher ist schließlich statt mit Lust beinahe ausschließlich mit der Vermeidung von Unlust beschäftigt. Trotzdem genießt zwischendurch fast jeder Raucher auch wieder einmal die mit einer geruhsamen Zigarette verbundenen Sinnesfreuden. Das beginnt mit dem gekonnten Herausfischen aus der Schachtel, dem Spiel der Finger mit dem Feuer, dem Geschick beim Entzünden und dem Löschen des Feuers. Der Tastsinn wird weiter beschäftigt durch das Halten der Zigarette. Manche Raucher streicheln sie dabei unbewusst, andere halten sie zwischendurch mit den besonders sensiblen Fingerspitzen, und fast alle genießen die intensiven Gefühle, wenn sie die Zigarette zwischen ihren Lippen spüren und befeuchten. Neben dem Tastsinn ist auch der optische Sinn sehr wesentlich, was man aus Untersuchungen ersehen kann, die zeigen, wie viel weniger im Dunkeln geraucht wird. Das ganze Feuerritual des Entzündens ist wesentlich wie auch die Beobachtung der faszinierenden Rauchmuster in ruhiger oder bewegter Luft. Keine zwei Figuren sind gleich, und das Rauchspiel im Freien unterscheidet sich völlig von dem im Raum. Künstliche Beleuchtung hat die geheimnisvollsten Wirkungen auf den Rauch, und jede Kerze kann ihm ihre Variationen geben.

Über Geschmack und Geruch ist wenig zu sagen, dem Raucher ist jedenfalls auch der Geruch seines Krautes angenehm. Selbst der ehrliche Nichtraucher wird eingestehen müssen, wie wenig sich gegen den frischen Rauchgeruch einer einzelnen Zigarette einwenden lässt. Es ist tatsächlich ein tief mit unserem menschlichen Entwicklungsweg verknüpfter Geruch, in dem noch das Lebensgefühl der Feuerstelle, des Kohlenherdes und viele andere Bilder mitduften.

Der Geschmackssinn ist ebenso zentral angesprochen, wenn uns das gesamte Aroma über die Nase erreicht. So bleibt eigentlich nur der Gehörsinn ausgeschlossen, und selbst der ist bei manchen Rauchern mit im Spiel, wenn nämlich das typische Geräusch des Feuermachens zum Schlüsselreiz wird und die Glocken der Vorfreude Sturm läuten.

Solche Sinnesfreuden sind natürlich am stärksten von der jeweiligen Wertung abhängig. Was den leidenschaftlichen Raucher begeistert, kann den leidenschaftlichen Nichtraucher zur Weißglut treiben. Dieses Phänomen erleben wir gerade mit der zunehmenden Antiraucherpublicity, welche die Gesellschaft in zwei Lager mit *demselben* Problem spaltet. Der Genussraucher gibt sich einige Male am Tag diesem Schauspiel der Sinnenfreude hin, die meisten Raucher aber nehmen sich nicht die Zeit dafür. Bei ihnen werden die Sinne nur nebenbei ständig gereizt und dabei überreizt. Tatsächlich ist vielfach nachgewiesen, wie sehr die Geruchs- und Geschmacksempfindlichkeit bei Rauchern zurückgeht, entgegen allen Botschaften der Werbung. Heute ist nachgewiesen, wie von 100 Rauchern überhaupt nur zwei – wahrscheinlich Genussraucher – in der Lage sind, ihre eigene Marke am Geschmack zu erkennen. Typisch auch, wie Raucher diese Tatsache regelmäßig leugnen und stets von sich das Gegenteil – in Übereinstimmung mit der Werbung – behaupten. Das wiederum ist nicht untypisch für ihr generelles Selbstbild. Es entspricht weitgehend dem von der Werbung vorgezimmerten Image und steht fast immer in krassem Gegensatz zur Wirklichkeit.

Viele Raucher spüren allerdings selbst, wie ihre Geschmacksempfindungen sich verändern und ihnen allmählich Gerichte mit feinem Aroma weniger zusagen und sie es zunehmend stark und deftig lieben. So wird das Aroma von Obst und Gemüse immer weniger geschmeckt und deshalb leicht darauf verzichtet. Viele Raucher rationalisieren das dahingehend, solch »labbriges Zeug« tauge für »richtige Männer« sowieso nicht, und sie bräuchten deftige, meist fleischliche Nahrung. Das stimmt allerdings nur, wenn wir »richtige Männer« als in ihren Sinnen abgestumpfte, für die eigenen Schwächen blinde Grobiane definieren, die sich nicht um ihre Gesundheit scheren. Ehrlicherweise sollten wir das vielleicht doch eher als die Definition eines »richtigen Rauchers« erkennen. Die abgestumpfte Geruchswahrnehmung dürfte im Übrigen einen gewissen Selbstschutz für den Raucher mit sich bringen. Bliebe er sensibel wie der Nichtraucher, so könnte er sich bald selbst nicht mehr riechen, denn alter abgestandener Rauch ist doch eher ein ziemlicher Gestank.

Sicherlich liegt in dem Abstumpfen der Geschmackswahrnehmung die Erklärung, warum so viele Raucher auf Nachtisch verzichten. Die feine aromatische Botschaft eines »Desserts«, mit dem man das Essen wörtlich verlässt und das den Geschmack abrunden soll, kommt bei ihnen sowieso nicht an, und so beenden sie es lieber mit ihrem viel deftigeren Rauchgenuss. Wichtig und verständlich ist auch, damit zu warten, bis die noch nicht Abgestumpften fertig sind, denn deren aromatische Genüsse würden von den Rauchwolken überdeckt. Die Abstumpfung beschränkt sich leider nicht auf Geschmacks- und Geruchssinn, sondern auch Gesichts- und Gehörsinn werden in Mitleidenschaft gezogen. Bei schwereren Nikotinvergiftungen – jeder Gewohnheitsraucher leidet zumindest an einer chronischen Nikotinvergiftung – treten Hör- und Sehstörungen auf. Letztere gehen bei starken Rauchern bis zu Netzhautschäden.

Die Deutung dieser alle Sinne betreffenden Abstumpfung – durch die Durchblutungsstörungen der Haut wird auch deren taktile Empfindlichkeit reduziert – erübrigt sich fast. Sie spiegelt nur die Abstumpfung und Tendenz zu Vergröberung auf der Ebene seelischer Wahrnehmung wider.

Kapitel 8

Passivrauchen, »Metakritik« und das Urprinzip des Neptun

Mitgefangen, mitgehangen: Passivrauchen

Im Zuge der immer hitziger werdenden Kampagne gegen die Raucher ist das Thema Passivrauchen erst richtig populär geworden. Passive oder Zwangsraucher, wie sie sich selbst gern nennen, muss es gegeben haben, seit es Raucher gibt, oder eigentlich schon, seit sich die frühen Menschen entschlossen hatten, in feste Behausungen zu ziehen. Damals muss passives Rauchen sogar noch schlimmer gewesen sein. Da der Rauch eine Begleiterscheinung des lebenswichtigen Feuers war, wurde er, wenn schon nicht geliebt, so doch toleriert. Das Problem ist heute die Böswilligkeit, die Nichtraucher den Rauchern unterstellen. Sie empfinden deren Rauch nicht nur als nicht lebenswichtig, sondern im Gegenteil als geradezu lebensbedrohlich. Diese Haltung ist zumindest in vielen Fällen falsch, denn wir haben gesehen, wie lebenswichtig Rauchen für viele Raucher ist, es ersetzt ihnen doch fast das ganze Leben. Darüber hinaus sind die meisten süchtig und rauchen folglich aus eigener Not – und nicht, um andere zu nötigen. Um die Irrationalität dieser Situation zu überwinden, wollen wir dieses emotional so aufgebauschte Thema etwas durchleuchten.

Nur ein Drittel des Nikotins erreicht den Raucher über den Hauptstrom, ein weiteres Drittel wird chemisch in der Glut umgewandelt, und ein Drittel geht direkt in den Nebenstromrauch. Betrachtet man das Heer der übrigen Gifte, so wird es für die »Passiven« nicht besser. Manche Gifte wie die Nitrosamine schlagen sich fast komplett über den Nebenstrom zu ihnen herüber. Dadurch sind die »Aktiven« – eigentlich war die »Aktive« jene echte Fabrikzigarette der Nachkriegszeit im Gegensatz zu den aus Tabakresten gebastelten Selbstgedrehten – zwar etwas geschützt, andererseits bekommen sie sie aber über den Nebenstromrauch immer noch genauso ab, was manche »Passive« völlig zu vergessen scheinen. Wer von gemeingefährlichen Angriffen auf Passivraucher spricht, muss irgendwie nicht aufgepasst haben, denn die Raucher sind immer auch selbst Passivraucher.

Bei aller überzogenen Polemik der engagierten Nichtraucher, die man vielleicht besser »Antiraucher« nennen sollte, haben sie aber auch sachlich schwerwiegende Argumente. Bei Filterzigaretten ist der Hauptstromrauch mit gut 20 Prozent gering belastet und der überwiegende

Schadstoffteil geht direkt über den Nebenstrom in die Umgebung. Neben den besonders gefährlichen Nitrosaminen sind es noch über 40 andere Karzinogene und Ko-Karzinogene, die im Nebenstrom aufgespürt werden konnten. In verrauchten Räumen wird, laut Bundesgesundheitsamt, der zulässige Grenzwert für verschiedene Schadstoffe wie Formaldehyd häufig überschritten. Der Kohlenmonoxidgehalt der Luft – CO ist im Nebenstrom dreimal so stark vorhanden wie im Hauptstrom – kann in der Nähe eines Rauchers bis zum Doppelten des zulässigen Höchstwertes ansteigen. Hier würde alles von ausreichender Lüftung abhängen, gegen die aber Raucher oft etwas haben.

Noch deutlicher und drastischer werden die Dinge, wenn wir die gefährdetste Gruppe von Passivrauchern nehmen, die Raucherkinder. Eine Untersuchung[16] ergab schon in den 80er-Jahren des letzten Jahrhunderts: Von 100 Säuglingen von Nichtrauchern erkranken im ersten Lebensjahr sechs an Bronchitis oder Lungenentzündung. Wenn ein Elternteil rauchte, waren es 10 von 100, und wenn beide rauchten, 15 Säuglinge. Andere Untersuchungen kommen zu ähnlichen Ergebnissen, und immer sind diese Ergebnisse für die Kinder von Rauchereltern deprimierend. Deshalb werden diese von Nichtrauchereltern auch gern mit dem Kurzschluss »Rauchereltern gleich Rabeneltern« genervt. Man sollte vielleicht bedenken, wie wenig verwunderlich es ist, wenn die Kinder von kranken Eltern auch selbst häufi-

---

16 Henner Hess: *Rauchen. Geschichte, Geschäfte, Gefahren.* Campus, Frankfurt am Main 1987.

ger krank werden. Wie tief dieses Kranksein geht, können die Untersuchungen an jenen passivsten der Passivraucher, den Embryos im Bauch von Raucherinnen, zeigen. Selbst wenn die Mutter Nichtraucherin war, der Vater aber über zehn Zigaretten pro Tag rauchte, war die Sterblichkeitsrate dieser Kinder um die Geburt herum immer noch deutlich höher. Auch wenn die Mütter nicht rauchten, wurden bei »starken« Rauchervätern doppelt so häufig missgebildete Kinder geboren. Solche Fakten werden nachvollziehbar, wenn wir bedenken, dass die Nikotinkonzentration im Blut des Ungeborenen sogar noch über der im mütterlichen Blut liegt. Die Ergebnisse für Kinder von rauchenden Müttern sind noch weit haarsträubender was Sterblichkeit, Missbildungen und Entwicklungsverzögerung betrifft. Durchschnittlich wiegen Raucherbabys auch bereits bei der Geburt 10 Prozent weniger als Nichtraucherbabys. Nach dieser Ausgangssituation ist es wenig verwunderlich, wenn auch die weitere Entwicklung nach der Geburt häufig Verzögerungen aufweist. Bei all diesen Untersuchungsergebnissen sollte man nicht nur entsetzt, sondern auch sehr vorsichtig sein, denn, wie gesagt, Kranke bekommen natürlich auch leichter kranke Nachkommen. Das ist weder medizinisch-wissenschaftlich noch symbolisch verwunderlich. Nachdem Kinder vor allem in der ersten Zeit die Situation ihrer Eltern spiegeln, wie auch umgekehrt, ist gar nichts anderes zu erwarten. Bei der ganzen Diskussion um das passive Rauchen wäre generell einfaches Nachdenken anstelle von Schimpfen sehr förderlich.

Von einem tieferen, spirituell-philosophischen Verständnis aus gibt es sowieso keinen Grund, sich zu beklagen. Wer den Satz »Die Umwelt ist mein Spiegel« verstehen und akzeptieren kann, hackt nicht auf dem Spiegel herum, selbst wenn der raucht. Die Probleme, die sich bei den Rauchern zeigen, haben wir alle in irgendeiner, meist nur weniger ausgeprägten oder deutlichen Form in uns. Wir suchen uns lediglich andere, uns entsprechende Ventile. Wenn sich nun Raucher zu unserem direkten Spiegel und uns damit zu Passivrauchern machen, zeigt das lediglich, wie relevant die entsprechenden Themen auch für uns sind. Daher ist nicht Schimpfen und Projizieren, sondern die viel schwierigere und anspruchsvollere Eigenehrlichkeit angebracht. Was nämlich so leicht an anderen zu durchschauen war, ist sehr schwer bei uns selbst zu finden; im wahrsten Sinne des Wortes höllisch schwer, hat es doch auch viel mit unserer höllischen Schattenseite zu tun.

Kritik der medizinischen Kritik

Es lohnt sich, die Raucherkritik der heutigen Medizin auch einmal selbst ein wenig kritisch zu beleuchten. Die Medizin fühlt sich als eine Naturwissenschaft, und als solche glaubt sie, mit ihrem jeweilig letzten Wissensstand immer die letztgültige Wahrheit gefunden zu haben. Allein ihre Geschichte, was das Rauchen anbelangt, kann uns da eines Besseren belehren. Es wirkt heute fast komisch, sich vorzustellen, wie all dieser Unsinn einmal von Medizinstudenten an Universitäten als große Wahrheit mit großem Ernst gelernt und angewandt wurde. Man braucht sich ein 300 Jahre altes Rezept, das man wegen seiner Bronchitis erhielt, nur vorzustellen: »Eine Havanna dreimal täglich inhalieren, dazu morgens und abends Brustumschläge aus Tabakblättern.«

Und es wird bestimmt keine 300 Jahre dauern, bis über unser heutiges medizinisches Gebaren ähnlich gelächelt wird, über unseren vergeblichen Kampf gegen die Nebenwirkungen der ehemaligen Wunderdroge »Tabak«. Was hat die medizinische Kritik des Rauchens bisher gebracht? Mit Sicherheit die leichten Zigaretten, die das Problem letztlich im besten Fall verschleppt, im schlimmeren Falle aber sogar verschärft haben. Verhindern hat sie das Rauchen nicht können – und wahrscheinlich, wenn man sich die Geschichtserfahrungen vor Augen hält, nicht einmal reduziert. Die absoluten Zahlen sind eindeutig und ziemlich steil weiter angestiegen. Dafür hat die Kritik die Raucher unter mächtigen Druck gebracht und damit den Druck, unter dem jeder von ihnen sowieso schon steht, noch erhöht.

Aus der Geschichte wissen wir, dass moralischer Druck noch niemals Raucher von ihrer Sucht geheilt hat. Er lässt sie sich lediglich noch schlechter fühlen und lädt ihnen zu ihren sowieso schon reichlichen Problemen noch ein schlechtes Gewissen zusätzlich auf. In dieser Form kann die medizinische Kritik den Rauchern weder helfen noch

Verständnis für sie schaffen. Dazu ist das Wissen zu oberflächlich und funktional.

Nehmen wir nur all die Statistiken, mit denen auch wir bei unserer Suche nach der Botschaft der Symptome teilweise gearbeitet haben: Statistik kann prinzipiell niemals etwas beweisen, da sie gar keine kausalen Beziehungen beschreibt, sondern lediglich Korrelationen herstellt. Korrelationen sind Zusammenhänge, die als solche noch lange nicht bewiesen sind, auch wenn es ganz so aussehen mag. Sehr wohl könnte die wirkliche Erklärung auf einer viel tieferen, beiden Phänomenen gemeinsamen Ebene liegen. Wenn 90 Prozent aller Heroinsüchtigen vorher Haschisch geraucht haben, ist man sofort geneigt, einen kausalen Zusammenhang herzustellen – nach dem Motto: »Weil sie Haschisch geraucht haben, sind sie dann auf Heroin gekommen, also ist Haschisch eine gefährliche Einstiegsdroge.« Aber 100 Prozent aller Heroinsüchtigen haben vorher mit (Mutter-)Milch begonnen, und ebenso 100 Prozent aller Alkoholiker. Ist Milch folglich die allergefährlichste Einstiegsdroge? Offenbar nicht! Milch gehört zu einer viel tieferen gemeinsamen Ebene, dem gemeinsamen Menschsein. So mag es auch beim Rauchen und den entsprechenden Symptomen keinen ursächlichen Zusammenhang geben, wie die Medizin stillschweigend gern unterstellt, sondern eine tiefere gemeinsame Problemebene. Und tatsächlich haben wir mit den Urprinzipien – etwa dem der Venus – schon solch eine Ebene berührt. Erklärungen aus dieser Tiefe heraus hätten immerhin die Chance, Zusammenhänge verständlich zu machen und Hilfestellungen anzubieten.

Mit dieser Kritik der Kritik soll andererseits nicht der Anschein erweckt werden, Rauchen sei doch harmlos. Das folgt nicht daraus. Die Beweislast gegen den Rauch ist heute erdrückend und auch sehr fundiert auf direkten Versuchen an Menschen und Tieren aufgebaut. Der Zweck der Kritik ist vielmehr, von der Beschuldigungsebene wegzukommen und die Augen zu öffnen für die tieferen und im besten Sinne des Wortes radikaleren Erkenntnisse etwa des Urprinzipienverständnisses. Dass wir heute für alle »phänomenalen« Dinge schwärmen und alles »Radikale« ablehnen, ist ein typisches Symptom unserer Zeit und ihres Denkens: Die Phänomene sind immer an der Oberfläche, das Radikale aber geht an die Wurzeln (lat. radix = Wurzel). In diesem Sinne sind die Urprinzipien äußerst radikal. Interessanterweise gehen sie Forschern in letzter Zeit auch hin und wieder ins Netz, nur werden sie dann meist wieder zurückgeworfen wie minderwertige oder zu klein geratene Fische. Dabei wären sie mit Sicherheit der größte Fang, den in den letzten Jahrzehnten ein Wissenschaftler gemacht hätte. Von Troschke, Ordinarius für medizinische Soziologie an der Universität Freiburg, ist solch ein Fang »geglückt«, und bewundernswerterweise hat er ihn nicht unter den Teppich gekehrt, sondern in seinem – in vieler Hinsicht lesenswerten – Buch *Das Rauchen*[17]

---

17 Jürgen von Troschke: *Das Rauchen. Genuss und Risiko.* Birkhäuser, Basel 1987.

veröffentlicht. Auf der Suche nach soziologisch oder psychologisch fassbaren Rauchertypen haben er und seine Mitarbeiter 1603 Bundeswehrsoldaten über Fragebogentests interviewt. Aus Datenschutzgründen sollten diese nicht ihre Geburtsdaten, sondern lediglich ihre Tierkreiszeichen angeben. Das Ergebnis war für die Freiburger Forscher enttäuschend. Es ergaben sich »trotz vielfältiger wissenschaftlicher Bemühungen zur Beschreibung sinnvoll voneinander abgrenzbarer Rauchertypen« keine verwendbaren Ergebnisse, außer einem, und das beschreibt von Troschke folgendermaßen: »Das Ergebnis ist verblüffend: Es zeigte sich ein statistischer Zusammenhang (der Sternkreiszeichen) zum Rauchverhalten, der hochsignifikant (d.h. überzufällig) ist – so hoch sind statistisch ermittelte Korrelationen zum Rauchverhalten und seinen Folgen selten ...« Was für die Forscher enttäuschend und nicht verwendbar war, ist für uns hochinteressant. Als einzige sinnvolle Einteilung in Rauchertypen ergab sich demnach die in die zwölf astrologischen Tierkreiszeichen. Das aber sind die zwölf Urprinzipien, mit denen die spirituelle Philosophie schon seit Jahrtausenden arbeitet. Und einem zu diesem Kreis gehörenden Urprinzip, dem der Venus, sind wir schon häufig begegnet; nämlich immer wenn es um den Genussaspekt des Rauchens ging.

Rauchen und das Urprinzip des Neptun:
Von der religiösen Suche zur Religion der Sucht

Wir wollen uns nun einem weiteren Urprinzip zuwenden, das auch schon mehrfach zwischen den Zeilen durchschien, dem des Neptun. Es ist jenes Prinzip, bei dem es um die Transzendenz, d.h. um das Durchschauen des Vordergründigen geht, um die Suche nach religiösen Erfahrungen, um die Einheit letztlich. Aber auch die Sucht als unerlöste Suche gehört hierher ebenso wie die Suchtmittel – vom Alkohol über die verschiedensten Drogen, die die Tendenz haben, die vordergründige Wirklichkeit aufzulösen, bis hin zum Tabak. Auch der Rauch vernebelt gleichsam das Vordergründige und lässt in seinen unfassbaren Bildern Hintergründiges erahnen. Ein wesentlicher Aspekt des Rauchens gehört unter dieses Prinzip. Im Drogen-Zeremoniell indianischer Schamanen, die unter Tabakeinfluss in Trance fielen und in den Rauchfiguren den Willen der Götter zu lesen suchten, zeigte sich bereits neptunisches Geschehen. Die berauschende Wirkung war hier noch deutlich spürbar, und dem Rauchen wurde mit Sicherheit Achtung, wenn nicht Hochachtung zuteil. Tabak und sein Rauch standen im Zentrum einer lebendigen Religion, und diese Religion beherrschte das Leben der Indianer und ihrer Vorfahren.

Nun haben wir Heutigen nichts mehr, was in vergleichbarer Weise den Namen »lebendige Religion« verdienen würde. Die Zeit des lebendigen Christentums liegt für die

Mehrheit der Menschen weit zurück. Andererseits haben wir am Prinzip der Venus gesehen, wie man ein Urprinzip zwar von einer Erscheinungsform in eine andere verschieben, doch niemals aus der Welt schaffen kann. Man kann es höchstens in seinen Schattenbereich treiben, wo es auf den ersten Blick weniger sichtbar, aber auf den zweiten umso unangenehmer ist. Das genau haben wir mit dem Prinzip des Neptun getan und so aus der Suche nach der Einheit, der Erfüllung des Lebens, die Sucht nach Genuss gemacht.

Lag in den Rauchritualen der Alten das geheimnisvoll Mystische noch nahe, haben wir versucht, alles mit dem Licht unserer Ratio zu durchdringen, und dabei die Rituale abgeschafft. Aber auch Rituale unterliegen demselben Gesetz, das wohl Wandlung, niemals jedoch restloses Verschwinden kennt. Und so sind sie wieder aufgetaucht: in nun eher sinnlosen Gewohnheiten und auch in unzähligen, wenn auch unbewussten Rauchritualen. Einem kollektiven Rauchritual sind wir schon bei der Betrachtung der modernen Pubertätsriten begegnet. Und schauen wir uns heute in der »Ersten Welt« um nach dem Schatten der Rituale und jenem der lebendigen Religion, so drängt sich das Rauchen geradezu auf. Marx hat gemeint, Religion sei Opium fürs Volk. Intuitiv hat er so unrecht nicht gehabt, Opium und Religion sind beides Repräsentanten des Urprinzips Neptun. Und ist nicht in unserer Zeit tatsächlich Religion ersetzt durch Drogen, nicht gerade Opium, aber Alkohol und Nikotin? Steht nicht der Tabak schon wieder im Zentrum einer Religion, wenn auch diesmal einer Schattenreligion? Er hat sich nur von einem Mittel der Suche zu einem der Sucht gemausert – in der Urprinzipienkette des Neptun vom erlösten hellen zum unerlösten dunklen Pol. Welcher Religion würde denn heute in der Welt mehr und leidenschaftlicher geopfert? Allein in Deutschland vollführen 18 Millionen Menschen täglich das Ritual viele Male. Und keiner der wirklich Gläubigen in dieser großen Gemeinschaft vergisst das gemeinsame Ritual. Welches Ritual wäre denn lebendiger? Und sind die Opfer, die die Gläubigen darbringen, nicht eindrucksvoll wie zu allen Zeiten? Von der kleinen Münzkollekte, die täglich an den dafür bereitgestellten Automaten eingesammelt wird, einmal ganz abgesehen, sind es doch die eigene Gesundheit, das eigene Leben, ja selbst die eigenen Kinder, die hier dargebracht werden. Sogar Glieder lassen sich manche Gläubige abschneiden und opfern sie demütig – und ohne deswegen gleich von der Religion abzufallen. Und die Priester der neuen Religion – auch sie dem Stil der Zeit angepasst – nerven nicht mit langweiligen Predigten, sondern preisen in herrlich bunten Bildern, was uns möglich ist, wenn wir nur ihrer Marke beitreten. Keinen Aufwand scheuen sie, wie eh und je! Die Lobpreisungen ihrer Marke, sie hängen überall, sprechen uns in stehenden und bewegten Bildern an, auch sie dem Trend angepasst. Sie singen nicht mehr von jenseitigen Welten, die uns erst nach dem Tod offenstehen, nein, hier und jetzt schon ist es möglich, wenn wir nur beitreten und fleißig opfern. Was immer wir uns gewünscht haben, es ist möglich mit der richtigen Marke. Und wieder sind es viele Türen, die in des Vaters (Tabak-)Haus führen. Letztlich sind sie alle ein und dasselbe, der Wege aber gibt es viele, die zu dem einen Ziel führen.

Und wäre man noch böser, könnte man auch die Ziele in Analogie setzen. Versprach die Religion der Alten, die Einheit mit Gott zu erfahren, so führt die neue Religion des Tabaks doch auch in die Einheit – allerdings über den Tod. Hier liegt natürlich ein gewisser Unterschied: Erfordern spirituelle Philosophie und Religion den Abstieg ins Dunkel der eigenen Seele vor dem Aufstieg ins Licht, verspricht die Tabakreligion sofort das Licht der Erfüllung aller Wünsche und lockt nur so nebenbei ins Dunkel des Todes.

Über die Jahrhunderte versuchten in Deutschland Könige, die Kirche in den Griff zu bekommen – und umgekehrt. Heute nun ist der Kampf entschieden, der Staat hat die Pfründen der neuen Kirche ziemlich fest im Griff und lässt sie dabei trotzdem nicht schlecht weiterleben. Zwar sind die Gläubigen nicht besonders gesund, dafür aber stark und unbeugsam im Glauben. Das gemeinsame weltweite Ritual verbindet und baut eine starke vereinigende Kraft auf. So sind Ketzereien und Austritte von kurzer Dauer, im Gegensatz zu den anderen konkurrierenden Religionen, die ordentlich Federn lassen müssen. Die Kraft des Ritus saugt die Gläubigen immer wieder zurück. Sie werden dumm und abhängig gehalten. Aber war das denn je anders bei den großen staatstragenden Religionen? Und überhaupt: Jeder ist freiwillig dabei und kann sich frei informieren. Und wird er nicht sogar gewarnt? Steht nicht – wenn auch klein, aber immerhin lesbar – eine Warnung auf jeder der großen religiösen Schautafeln, die überall in Stadt und Land die Menschen begleiten? Und dick und unübersehbar sogar auf jeder Schachtel?

Eine aggressive Mission sei das? Von wegen! Noch nie wurde eine Religionsgemeinschaft auf dieser Welt so groß ohne jeden Zwang, allein durch Überzeugungsarbeit in Wort und Bild. Heute haben wir eine einzige große Gemeinde weltweit! Die Anhänger hängen eben wirklich an ihrem Ritual, es erfreut und erquickt sie und lässt sie die Sorgen ihres Alltagslebens vergessen. Wir könnten ewig so weitermachen, alles passt ins Bild bzw. Muster, und dieses Muster ist das des Neptun, verbunden mit dem der Venus. In kaum einer Religion waren diese beiden Urprinzipien so perfekt verbunden, außer vielleicht im jungen Christentum, damals noch eine Religion (Neptun) der Liebe (Venus).

Auf dem Hintergrund des oben Gesagten mag auch die Sinnlosigkeit des medizinischen Kreuzzuges gegen das Rauchen offenbar werden – und die Hilflosigkeit der engagierten Antiraucher noch deutlicher. Sie haben die Funktion der alten Bußprediger übernommen, die vergeblich versuchten, ihre heruntergekommenen Kirchen zu reformieren. Vielleicht hört man ihnen sogar noch zu, vielleicht gibt man ihnen sogar recht, nur folgen, folgen tut man ihnen bestimmt nicht, bieten sie doch schlicht gar nichts. Und während sie nichts Neues versprechen können, wollen sie das Alte, Gewohnte, zugegebenermaßen nicht ganz Gesunde, einfach wegnehmen. Dabei haben sie gegen die Erfahrungen und Genüsse der alten Religion nur vernünftige Argumente aus ihren noch vernünftigeren Köpfen, die man ganz gut verstehen kann, aber überhaupt nicht schmecken, riechen und fühlen. Und schließlich bietet die Glaubensgemeinschaft der Raucher in einer so egozentrischen Gesellschaft wie der unseren ja doch einiges an Verständnis und Solidarität. In welcher Gemeinschaft sonst erwartet einen spontane Hilfe, wenn man Mangel leidet? Der Raucher, dem seine Zigaretten ausgegangen sind, hat ein fast selbstverständliches Anrecht darauf, von jedem wildfremden Mitglied seiner Gemeinschaft eine Solidaritätsspende zu bekommen und das entsprechende Feuer dazu erst recht. Wo gibt es sonst noch solch unbedingte Solidarität? Man stelle sich nur einmal vor, ein Süßigkeitennascher, am Ende seines Lebensmutes, verstelle einem Fremden den Weg mit der Bitte um Naschwerk. Dagegen ist die Verbundenheit der Raucher doch beachtlich – ein letztes Stück Kameradschaft und Rücksicht in einer Gesellschaft von Vereinzelten.

Und sogar die Außendarstellung der Gemeinschaft war bisher so schlecht nicht. Jeder irrtümlich um Feuer gebetene Nichtraucher wird sich höflich und bedauernd entschuldigen, wenn er nicht aushelfen kann. Wohl erst eine neue Religion – vielleicht nach dieser Schattenreligion wieder eine des Lichts – könnte hier wirklich eine Alternative bieten. Diese Religion dürfte allerdings keine der blutleeren Hülsen sein, wie sie jetzt im Zuge der New-Age-Welle zu Dutzenden angeboten werden: als Express-Erleuchtung mit Rückgabegarantie. Sie müsste die Ekstase und den Rausch der alten dionysischen Orgien kennen und das Gemeinschaftsritual der andächtigen Lust, wie es an den Beltane-Feuern lebte. Diese Religion müsste wieder die Liebe des Venusprinzips mit der Transzendenz des Neptunprinzips vereinen – wie einst die christliche.

Diesen beiden Urprinzipien oder Göttern, wie die Alten sagten, wird immer geopfert werden, bewusst oder unbewusst, und es geschieht heute mehr denn je. Die Zahl von weit über 100 000 Menschenopfern allein in einem Jahr in unserem Lande spricht ihre eigene Sprache. Über die Primitivität dieser Religion zu jammern ist nicht angemessen, wir haben sie eingesetzt und tun es täglich und wissen längst, dass ihr Gott Menschenfresser ist. Dabei liegt es offenbar gar nicht an ihm, sondern an der primitiven Ebene, auf die wir ihn verdonnert haben, so wie es auch nicht an den beiden Urprinzipien liegt, sondern an der primitiven Ebene, auf der wir sie partout leben wollen.

Kapitel 9

Die schönsten Blüten der Tabakwerbung

Die »Top Ten« der Zigaretten-Hitparade

Nach dem Ausflug ins Urprinzipielle zurück in den Dunstkreis des einzelnen Rauchers. So wie die Kapitel über die Symptomdeutung dazu dienen sollten, ihm Orientierung über seine hinter dem Glimmstängel verborgene Lernaufgabe zu geben, folgen nun zwei Abschnitte, in denen dasselbe über andere Ebenen erfolgt: über die Deutung der Markenwerbung und anschließend über die Beschreibung der einzelnen Rauchertypen auf Urprinzipienbasis, da – wie nun wissenschaftlich bewiesen! – alle anderen Einteilungen wenig Sinn machen. Natürlich kann ein Raucher seine im Rauchen gelebte Schattenproblematik sowohl in seinen Symptomen wie in seiner Marke als auch in den beschriebenen Typen finden. Jedoch mag die Beleuchtung von verschiedenen Ebenen noch zusätzliche Nuancen zutage fördern, und außerdem ist das dreifache System sicherer, sind doch Eigenblindheit und die Lust zu projizieren nicht zu unterschätzende Partner bei unserem Unterfangen.

Jeder Raucher kann sich sehr wohl in seiner Marke erkennen (sonst rauchte er sie nicht), aber er kann deshalb noch lange nicht seine Marke am Geschmack erkennen. Selbst mit den gesunden Sinnesorganen des Nichtrauchers wäre das schwer. Wie schon angeklungen ist die Deutungstechnik bei der Zigarettenreklame sehr einfach. Im Wesentlichen trifft immer genau das Gegenteil von dem, was die Werbung behauptet, auf den jeweiligen Raucher zu und ist damit sein Problem. Wenn alle Werbungen also erklären, der Geschmack ihrer Marke sei absolut einzigartig und einmalig, kann man davon ausgehen, der Geschmack ist gerade so wenig einzigartig und einmalig. Genau deswegen kann ihn der Anhänger dieser Marke nicht unter anderen herausschmecken[18]. Der dies belegende Versuch beweist in aller schonungslosen Ehrlichkeit die Blindheit des Rauchers für seinen Geschmack. Er erkennt seine Marke nicht, weil er in (seiner alltäglichen) Wirklichkeit mit diesem geborgten Image auch gar nichts zu tun hat. Trotzdem oder eigentlich gerade deswegen hebt die Werbung fast ausschließlich auf Themen des Geschmacks ab und beschreibt in schillernden Farben die

---

18 In diesem Fall ohne Statistik, sondern im direkten Versuch mit lebenden Rauchern in der Fülle ihrer eingebildeten Fähigkeiten, nur eben mit verbundenen Augen.

angeblich positiven psychischen und sozialen Auswirkungen des Rauchens. Die körperlichen Wirkungen, Domäne der medizinischen Kritik, werden niemals auch nur versehentlich gestreift. Die Werbung bewegt sich sicher im Bereich der Träume und Wunschvorstellungen, mit jeder Zigarette entzündet sie Traumbilder, die aus der ungeliebten Alltags- und Arbeitswelt hinausschweben lassen. Sie würde sich hüten, mit realistischen Bildern an ebendiese Welt anzuknüpfen. Je unzufriedener wir mit unserer Alltagswelt sind, desto besser sind wir ansprechbar auf Werbebotschaften, die vorgeben, uns aus dieser Welt zu erlösen. Nun geht es uns hier in keiner Weise darum, über die Werbebranche herzuziehen und irgendwelche Schuld auf sie zu projizieren. Im Gegenteil, wir wollen ihr Respekt erweisen für die schwierige Aufgabe, die sie bravourös meistert, so wie man den Hohepriestern jeder Religion Respekt erweist, selbst wenn man ihr nicht angehört. Darüber hinaus wollen wir aus der Werbung lernen, sie nutzen für unseren Weg der Bewusstwerdung. Tatsächlich sind es ja niemals die Reklamebilder, die einen verführen, sondern die eigenen inneren verführerischen Bilder. Es ist die Kunst der Werbung, diese Bilder anzusprechen – gemäß dem Grundgesetz der hermetischen Philosophie: Wie oben, so unten – wie innen, so außen. Und mit dieser Kunst wollen wir uns hier beschäftigen, nicht mit den weniger eleganten Tricks und einigen nachgewiesenermaßen plumpen Lügen, wie etwa der Behauptung, die Zigarette *Barclays* sei zu 99 Prozent teerfrei. Zigaretten sind nach Wasch- und Arzneimitteln die werbeintensivsten Konsumgüter, und so haben wir einigen Stoff.

Die seit langem weltweit erfolgreichste Zigarette ist die *Marlboro*. Die durchschlagende Wucht ihrer Werbepsychologie war sogar schon Gegenstand wissenschaftlicher Untersuchungen, wir wollen uns hier allerdings an die einfache, in ihrer Aussage so klare Welt der Bilder und Muster halten. Was zeigt die Marlboro-Werbung? Da sind die Cowboys, harte Männer und ihre Pferde – statt in die Mündung rauchender Colts blicken wir auf rauchende Münder. Die Welt des Wilden Westens enthüllt sich im mythenschweren Marlboro Country. Da sind die weiten, offenen Räume der Prärie, von Menschenhand noch unberührt, voller Freiheit und Frische. Nur die harten, schweigsamen Cowboys greifen hier manchmal zu – machen wenig Worte dabei. Weniges und Wichtiges zu seiner Zeit – Selbstvertrauen und innere Werte, über die man nicht sprechen muss, eine harte Welt voller Schönheit, zu hart noch für Frauen, und so sind die kühnen Männer allein mit sich und ihren treuen Pferden. In markigen Gesichtern spiegelt sich die Anstrengung eines harten Tages, und am Lagerfeuer ist die Zeit für die wohlverdiente Belohnung – eine Marlboro. Es ist offensichtlich kein Kinderspiel, sich so eine Zigarette zu verdienen. Und doch ist gerade das die Staffage des beliebtesten Kinderspiels der Welt: Cowboy und Indianer im Wilden Westen. Warum spielen denn alle Kinder dieses Spiel? Weil sie harte Männer sind? Offenbar weil sie eben noch keine harten Männer sind, aber gern welche wären. Und warum rauchen und träumen all die erwachsenen Männer so gern den Marlboro-Traum? Weil es die Fortsetzung ihres Kindertraumes ist, sie wollen immer noch so gern richtige, selbstbewusste und harte Männer werden oder Frauen, die ihren Mann stehen. Das Ehrliche ist hier die Zukunftsvision.

Die Wirklichkeit liegt eben im Gegenpol. Man ist seelisch noch immer nicht erwachsen, und statt zu Freiheit und Ungebundenheit des Marlboro Country hat man es vielleicht nur auf einen gewöhnlichen Bürostuhl in einem mittleren Büro eines mittleren Betriebes in einer mittleren Stadt des Mittleren Westens gebracht. Ist es nicht verständlich, wenn man sich diese Realität ein wenig zunebelt und auf den Schwingen der eigenen Rauchschwaden ins Traumland entweicht, wo man nicht der schwächliche, unselbstständige und letztlich erfolglose Weichling ist, der bei jeder Gelegenheit erkältet ist und sich auch sonst immer gleich kalte Füße holt? In der Marlboro-Reklame liegt noch viel mehr, und sie ist tatsächlich wohl die beste, wie die »Mitglieds«-Zahlen zeigen. Da ist jene Macht, die die Cowboys über ihre Pferde als Symbol der Triebe haben, über ihr Land und sich selbst. Und wie ohnmächtig ist dagegen der Marlboro-Raucher. Weder hat er Macht über seine Triebe noch über seinen Betrieb, noch über sein Land, dafür ist er mit der Politik gar nicht einverstanden und wüsste es besser, wenn er nur …

Dann ist da noch das Land ohne Frauen. Niemals dürfte eine das Marlboro-Land betreten, es wäre damit nicht mehr Marlboro Country. Ist das doch per definitionem zu hart für Frauen. Ein noch viel älteres Traumbild wird hier angepriesen: das Leben, bevor die Frau die Welt des Mannes betrat, gleichsam ein heiles Leben ohne den Gegenpol, der letztlich so viel Kraft und Entwicklungsanstrengung kostet und dafür einiges an Verzweiflung und Zwietracht bringt. Es ist ein Bild aus der Welt der Eins, bevor die Zwei dazukam, aus dem Paradies gleichsam, bevor Adam mit der Rippe für die Frau auch seine Ruhe verlor – und die Einheit. Wie verzweifelt ist im Gegensatz zum Marlboro-Land die wirkliche Welt inmitten der Polarität, wo »mann«, vor lauter Kompliziertheit und Auseinandersetzungen den Blick auf die Einheit verliert? Wie oft ist das Leben eben keine runde Sache? Überschwemmt von täglich neuen Katastrophenberichten und Problemen, mit denen auch »die da oben« und sogar die Wissenschaftler nicht mehr klarkommen, in Situationen, in denen man selbst nicht mehr klarsieht und die eigenen Hoffnungen schon stückweise begraben hat, in so einer Welt träumt es sich besonders gut von der paradiesischen Einheit des Gelobten Landes.

So ist die Marlboro-Werbung mit Sicherheit die realitätsfernste von allen und, vielleicht deshalb, die erfolgreichste. Ihre Motive sind so fern und so märchenhaft und können deshalb genauso beständig bleiben wie die Märchen. Die Marlboro-Werbestrategen haben einen Archetyp, ein Urprinzip, getroffen, und daran gibt es nichts mehr zu verbessern. Tatsächlich war es ein langer Weg für die Marlboro bis zu diesem Gipfelpunkt, begann sie doch ganz auf dem Gegenpol, als Damenzigarette mit rotem Mundstück und völlig konträrem Image. Es wundert uns nun nicht mehr, wenn die anfangs erwähnten wissenschaftlichen Forschungen ergeben, der Marlboro-Cowboy sei besonders jenen Männern ein Vorbild, »die in ihrem Leben wenig zu sagen haben«. Dass auch vor allem junge Frauen diese Marke begeistert rauchen, ändert am dahinterliegenden Muster wenig. Es dürften das vor allem Frauen sein, die in ihrem Leben wenig zu sagen haben, das aber mit Macht ändern wollen. Sie träumen den Traum, Männerland mit seinen männlichen Privilegien dereinst zu erobern. Wenn hin und wieder jemand den Traum tatsächlich verwirklicht und dann aus den bekannten Gründen wie Gewöhnung und Abhängigkeit weiterraucht oder bei dieser Marke bleibt, ändert das nichts am Prinzip.

Als nächste Marken wollen wir die Nummern vier und sechs der Hitparade der bei uns erfolgreichsten Zigarettenmarken vorziehen, weil sie mit einem ähnlichen bzw. demselben Image wie die Marlboro laufen. Die *Camel* war insofern Pionier, als sie die erste blonde Zigarette bei uns war, ein Vorreiter für den »*American way of blend tobacco*«, und als solche war sie in ihrer Anfangszeit immens erfolgreich. Dabei verwendete sie noch die bis dahin gängigen orientalischen Traumbilder und stand als Blonde mit dem dunklen rassigen Image etwas zwischen den Zeiten. Bis zum Krieg gab es ja bei uns fast nur schwarze orientalische Zigaretten, die mit Vorliebe Frauennamen trugen und mit den erotisch-orientalischen Traumbildern aus Tausendundeiner Nacht über den Ladentisch gezaubert wurden. Dieses Image war damals offenbar aufgebraucht, und die Camel schöpfte mit ihrer orientalischen Aufmachung – Kamel, Wüste, Moschee, Palmen, Pyramiden – gerade noch den Rest ab. Übrigens ist auf dem Cover noch ein Frauenbild im Stil der alten Vexierbilder verborgen. Das Image wurde dann der neuen Zeit angepasst, nur das Cover blieb. Die Werbeschneider fertigten der Camel einen Abenteuermaßanzug, der sich lange Zeit bewährte. Ein *einsamer* Mann kämpft sich *heldenhaft* durch die *Einsamkeit* tropischer Regenwälder und teilt uns meist nach einem besonderen Bravourstückchen anlässlich der wohlverdienten Pause im Vertrauen mit: »Ich gehe meilenweit für eine Camel.« Trotz schon durchlöcherter Schuhsohlen, die uns plastisch zeigen, »wie weit man gehen muss« bzw. wie hart es ist, an so eine Zigarette heranzukommen, erklärt er noch mit markig-treuem Abenteurerblick: »Der Weg lohnt sich.« Einiges, von der Einsamkeit bis zu der Härte, die in Rauchern dieser Marke liegt, ist uns von der Marlboro bekannt. Ansonsten wird hier mehr mit der Kühnheit und Unabhängigkeit des Abenteurers geworben und der Faszination exotischer Bilder. Der Schatten ist deutlich, Camel-Raucher träumen von Kühnheit und Unabhängigkeit, die sie eben nicht haben in ihrem eher langweiligen und alles andere als exotischen Spießerleben.

Im Übrigen lohnt sich der Weg nicht mehr so. Für die Raucher hat er sich ja noch nie gelohnt, brachte er sie doch um Geld und Gesundheit für einige unerfüllbar ferne Träume. Seit kurzem lohnt es sich auch für die Firma nicht mehr so recht, Camel ist auf dem absteigenden Ast. Die Firma erklärt das mit dem »Anwachsen konservativer und konformistischer Werte vor allem bei Jugendlichen«. Möglicherweise liegt es auch daran, dass die verkauften Träume im Zeitalter von Jet-Touristik und Abenteuerreisen gar nicht mehr fern genug sind. Sie sind real käuflich und desillusionierend erlebbar geworden. Die *West* als Nummer sechs ist ein offensichtlicher Marlboro-Abklatsch, eine neue Zigarette ohne Geschichte, auf Spitzenerfolg getrimmt und – an diesem Anspruch gemessen – eigentlich gleich zu Beginn durchgefallen. Die Übereinstimmung mit Marlboro geht bis zu den identischen Farben; statt in den Sätteln von Mustangs saßen dieselben markigen Männer in denjenigen ihrer riesigen, chromglitzernden Superlaster, dieselben amerikanischen Landschaften, allerdings nicht mehr unberührt. Dass es schließlich nach anfänglichem Misserfolg doch noch zu einem sechsten Platz, allerdings nach immensem Durchfluss von Werbemillionen, gereicht hat, verdankt die West wahrscheinlich zwei Gründen: einmal sicherlich dem Traum aller kleinen Buben von glitzernden Autos und richtig großen Lastern. Und wenn sie dann mal selbst groß und erwachsen sind, fahren sie auch in solchen Lastern oder ... rauchen West. Über diese Form des Erwachsenseins ist bereits genug gesagt. Nachdem die Konsumenten den auf modern getrimmten Marlboro-Trip nicht annahmen, verlegten sich die Werbestrategen auf ein anderes lohnendes Ziel, den »*Californian dream of life*«. Mit den Parolen »*Go easy – go West*« hängten sie sich an das kalifornische Lebensgefühl an, und da folgten ihnen sogleich mehr Raucher, »*Let's go West – test the West*«, der uralte amerikanische Traum, den Wilden Westen zu erobern. Insofern wurde die West auch attraktiv für all die verhinderten Eroberer und ewig zu Hause Sitzengebliebenen.

Wem alle Dinge wie von selbst von der Hand gehen, wer schafft, was er will, und wer frohen Herzens genießen kann, der braucht natürlich kein Ventil und keine *HB*. Wem aber wenig gelingt und nichts so leicht von der Hand geht, wer mit dem Kleinkram seines Lebens nicht zurechtkommt und ständig mit der Tücke des Objekts kämpft, der kann – bevor er eines Tages alles zerschlagen, explodieren oder einfach in die Luft gehen wird – lieber rechtzeitig zu HB greifen und seinen Dampf solchermaßen wohldosiert in Form von HB-Rauch ablassen. Womit wir bei der ehemaligen langjährigen Nummer zwei der deutschen Hitparade wären.

Das ehrliche, nette HB-Männchen, mit dem sich so viele Deutsche so lange identifizieren konnten, dass sie es sogar lange Zeit zur Nummer eins hochrauchten, hat allerdings längst ausgedient. Seine Manager haben ihm wohl nicht verziehen, dass es sich von dem Cowboy auf seinem guten Pferd hat überholen lassen. Und flugs haben sie sich ebenfalls an die Abenteuerwelle angehängt. Ob sie da so gut beraten waren? Lassen sie doch bei ihrem Sprung auf die

Abenteuerwelle gleich die ehernsten Werte der ganzen Abenteuerbranche hochgehen. Da machen drei junge Burschen Abenteuer-*Urlaub* und haben sogar noch eine Frau dabei. Da fehlt das Mark(ige) im Gesicht und ist die Männer-Kampf-Einsamkeit durch Mannequinlächeln ruiniert und Urlaub statt Wirklichkeitstraum! Da wird wohl nach einer ganz anderen Zielgruppe geschielt. Aber von allem ein bisschen erwies sich natürlich nicht als tragfähig. Schließlich sind Träume etwas Zartes und Empfindliches.

Übrigens hatte auch schon das HB-Männchen seine zynischen und schattigen Seiten: vom Genuss im frohen Herzen zu sprechen, wo man dasselbe langsam, aber sicher in den Infarkttod rauchte! Auch die im Spiel befindlichen Aggressionen so offen anzusprechen war nicht die feine werbepsychologische Art. Und dann immer das Getue um die Freizeitorganisation zum Schluss wirklich kein Traumbild mehr, sondern ein wahr gewordener Albtraum. Die drastischen Übertreibungen, über die wir in der Nachkriegszeit so herzhaft lachen konnten, in unserer Zeit waren sie einfach von der Realität überholt oder zumindest eingeholt worden. Die Freizeit ist wirklich unser größter Stress geworden, und da bleibt einem das Lachen im Halse stecken und das HB-Männchen in der Kiste. Zigarettenwerbung muss Distanz zum Alltag aufbauen, die Träume müssen Träume sein – unerreichbar und schön, etwas ganz Besonderes. Und das bringt uns zur Nummer drei der Hitparade, der ganz besonderen Zigarette für die ganz besonderen Leute – eine neue Werbestrategie und genauso leicht zu durchschauen. Die »Lords« und die wirklich extraordinären Leute müssen nicht *Lord Extra* rauchen, das bleibt den ordinären Leuten, die gern etwas Besseres wären. Die wirklich Extraordinären und die paar Lords wären ja auch eine zu kleine Zielgruppe, als dass man es der betreffenden Firma übelnehmen oder gar als Unehrlichkeit anrechnen könnte, sie gar nicht ernsthaft meinen zu können. Nein, sie meint Hinz und Kunz und hat die schwierige Aufgabe übernommen, Massenmenschen, die sie brauchen, um Umsätze zu machen und in der Hitparade aufzusteigen, eine Massenware als exklusiven Luxusartikel anzudrehen.

Ein bisschen drehen muss man da schon. War die Abenteuerwelle noch das Ergebnis guten Werbehandwerks, beginnt hier die Kunst. Gemeinhin verliert etwas ja seine Exklusivität durch Vermassung. Gelingt es aber, diesen Aspekt durch geschicktes Träumeweben vergessen zu machen, so wird das Unmögliche doch noch möglich. Die einzige Hilfe bei dieser großen Aufgabe ist der hohe Prozentsatz von Rauchern, die davon träumen, etwas Besseres in einer besseren Welt zu sein, weil sie ihre eigene wirklich so wenig mögen und akzeptieren können. Und die schönere und bessere, ja heile Welt bieten die Strategen von Lord. Eine Auslese der schönsten, reizendsten und sympathischsten Fotomodelle räkelt sich da genüsslich und fröhlich auf der eigenen Yacht – der exklusive Hafen von Saint-Tropez oder so ähnlich verliert sich im Hintergrund – in ihrer Clique ebenso sympathischer wie schöner männlicher Modelkollegen. Eine Modelwelt für die armen, vereinsamten Lord-Extra-Raucher, denen wohl der richtige Freundeskreis fehlt und bei denen selbst am Wochenende nicht viel zusammengeht – von der eigenen Yacht mal ganz zu schweigen. Mit Hilfe der leicht eingängigen Werbevorlage ist es nun aber auch dem kleinen Lord Extra möglich, wenn er schon keine richtigen Schlösser sein Eigen nennen kann, so doch wenigstens ein paar Luftschlösser aus blauem Dunst zu weben.

Auf der Exklusivitätswelle gibt es natürlich auch wieder eine Reihe Trittbrettfahrer, die allerdings ihrer Exklusivität zum Opfer fallen und es nicht bis in die Top Ten schaffen. Wer wirklich »special« ist, wird kaum *John Player Special* rauchen und sein Auto mit den entsprechenden Zeichen *markieren*. Dann wäre er ja auch gar nicht mehr wirklich »special«. Wer aber in der Banalität seiner Spießerwelt zu versinken droht, kann sich wenigstens in seinen Träumen und mit dem Rauch dieser speziellen Zigarette aus diesem Sumpf befreien.

Waren das die Marken für die eher jugendlichen »Specialisten«, gäbe es da auch ein entsprechendes Angebot für ältere, die immer noch mit diesem Problem kämpfen: *Barclays* wäre da zu nennen, wo man gleich das Image einer guten alten Bank mit in seinen Rauch spinnen kann, bei *Cartier* duftet dafür exklusiver Schmuck mit. Und wer es im realen Leben nicht ganz bis zum Botschafter geschafft hat, kann nun wenigstens zu *Ambassador* greifen. In der *Davidoff* begegnet uns schließlich *die* Zigarette, nicht etwa irgendeine, nein, *die*. Für alle diese Spezialmarken der älteren Semester, die mehr sein wollen, als sie sind, und oft auch mehr scheinen, gilt, dass »es schon immer etwas teurer war, einen besonderen Geschmack zu haben«. Ein besonderes Image muss einem auch etwas mehr wert sein, und die paar Euro hat man ja oft auch wirklich noch. Andererseits liegt man bei Rauchern dieser Marken sicher nicht falsch, wenn man in den Figuren ihres exklusiven und teuren Rauches auch gewisse Geldprobleme mitschweben sieht.

An fünfter Stelle begegnete uns mit der *Peter Stuyvesant* wieder eine Marke, die gern mit dem VIP-Image kokettiert, gleichzeitig aber auch ein Absteiger. Kein Wunder, ist »der Duft der großen weiten Welt« doch zu einem rechten Gestank geworden in den letzten Jahrzehnten. Die böse Wirklichkeit hat auch hier, wie schon bei der HB, die einmal so erfolgreiche Werbestrategie verhunzt. Wenn man täglich brennende Regenwälder, ebensolche Bohrinseln, stinkende Chemieunfälle und übel dampfenden Politikerfilz schon zum Frühstück serviert bekommt, vergeht leicht die Lust auf den Duft des luxuriösen Abenteuers in dieser ach so spannenden Welt. Der typische Peter-Stuyvesant-Raucher findet dann ja den eigenen Mief seiner kleinen engen Welt gar nicht mehr so schlimm und entrinnenswert und steigt um auf einen *Dampfer,* der ihn wirklich noch ins Reich der Träume bringt und alle Assoziationen mit Albträumen vermeidet. Die Stuyvesant-Strategen trifft hier neben dem Pech, auf die Zukunft gebaut zu haben, die nun einmal lange nicht so sicher ist wie etwa die nostalgische

Marlboro-Vergangenheit, die noch mit einem Bein im Paradies steht, auch eigenes Versagen. Zwar haben sie noch versucht zu retten, was zu retten war, etwa mit eindrucksvollen Bildern noch eindrucksvollerer Katastrophen, die wir alle dank unserer Schlauheit und technischen Versiertheit locker rauchend in den Griff bekamen. Aber so dumm war der kleine Peter-Raucher auch wieder nicht, er *BILD*et sich zeitunglesend und weiß, was katastrophenmäßig abgeht; also denkt er sich: »Die träumen wohl.« Das aber ist gerade falsch herum, er soll träumen und eben nicht nachdenken. So sind den Werbemanagern die Flügel von Peter Pan zu wünschen, um in der Welt der Träume wieder fündig zu werden – für all die verunsicherten kleinen Peter Stuyvesants, die jetzt nicht wissen, wohin träumen.

Auf Platz sieben und acht treffen wir auf zwei eher rustikale Markenbilder. *Ernte 23* setzt zusätzlich vor allem auf das sich bei vielen Marken durchziehende Thema: wohlverdiente Pause, abschalten, die Ruhe genießen. In einer Welt der Hektik, die kaum noch richtige Pausen kennt und deren Abschalt- und Loslassprobleme die Praxen der Psychotherapeuten füllen, ist dieses Thema natürlich sehr geeignet für die sehnsüchtigen Projektionen der vom *pausenlosen* Arbeitsstress gebeutelten Ernte-Raucher. Im Namen der Ernte, die ja der Verdienst einjähriger harter bäuerlicher Arbeit ist, wird auch das Thema »wohlverdiente Belohnung« noch aufgenommen. Auch hier lässt sich gut projizieren von all denen, die sich um die Früchte ihrer Arbeit, ihres Lebens gebracht fühlen oder sich doch zumindest nach der Ernte als Abschluss der langen harten Arbeit sehnen. Und dann bekommt man da ja nicht irgendeine Ernte vorgesetzt, sondern wieder etwas Besonderes, eben die Ernte 23.

Die Zigaretten mit dem »starken Geschmack«, die Rachenputzer wie etwa die *Gitanes* wenden sich an die letzten echten Helden. Da wird bewusst nicht leicht, sondern betont stark geraucht. Nikotin- und Teerwerte sprechen für sich und enthüllen mit jedem »Nein danke, so Leichte rauche ich nicht!« den heldenhaften Mut dieser unverbesserlichen Musketiere. Alle mögen das sinkende Nikotinschiff verlassen, sie aber weichen nicht, koste es, was es wolle, und sei es das Leben. Was hinter solchen demonstrativen Mutbezeugungen meist wirklich steht, habe ich selbst bei der Arbeit auf einer chirurgischen Männerstation erleben können. Aus kühnen Sätzen wie »Lieber kurz und zünftig als lang und langweilig gelebt!« wird kurz vor der anstehenden Amputation meist der ganz große Jammer. Natürlich ist diese Reaktion nur allzu verständlich in dieser Situation, sie kontrastiert jedoch so eigenartig zu den großen Sprüchen, an die sich die ebenfalls erschütterte Ehefrau dann staunend erinnert. »Dabei hat er doch immer gesagt …«, und »Ich hab' ja gar nicht gewusst, wie sensibel er doch ist …«. Auch ein Blick zurück kann hier wieder ehrlich machen: Wer hat denn in der Kindheit die gefährlichsten Mutproben nötig, die wirklich Mutigen? Da begegnen uns kleine Jungen, die sich zur allermutigsten Bande derjenigen zusammengeschlossen haben, in die man nur durch ganz gefährliche Mutproben Einlass erhält und die sich vor der Wahrheit nicht fürchten. Wer wirklich Mut hat, hat auch den Mut, ihn nicht dauernd zu zeigen, oder wie es der Publizist Michael Kneissler formuliert: »Mut ist meist ein Mangel an Phantasie.«

Fragten wir uns bisher noch: »Raucht der Raucher vor Zorn oder Wut, aus Lust oder Frust?«, so hätten wir die Lösung auf jeder Plakatwand ablesen können: »Ich rauche gern – R 6«, ruft uns da jemand ganz Sympathisches zu. Was sich auf den ersten Blick als selbstlose Werbung für die ganze Branche darstellt, ist auf den zweiten eine besonders raffinierte Strategie. Hier stellt sich jemand offen und sympathisch dem auf den Rauchern herumprügelnden Trend und all den eifernden und geifernden Antirauchern entgegen. Fast schon im Stil jener anderen heroischen Werbezeile, die, ganz industrie-untypisch, zum Freiheitskampf unterdrückter Bürger aufruft: »Freier Rauch für freie Bürger!« Dem einzelnen Raucher fehlt dazu, aus den hinlänglich beschriebenen Gründen, meist der Mut, und nun sagt einmal jemand, was schon lange einmal gesagt werden musste. »Ich rauche einfach gern!« Für so viel Mut und Ehrlichkeit erntet das R-6-Mannequin mit Sicherheit die ganze Solidarität der Raucher und auch noch den Respekt der Nichtraucher; allerdings auch die Wut der Antiraucher. Denn da sind diese an ihrem Schwachpunkt getroffen: gute Werbung – gut verkaufen. Die Antiwerbung der Antiraucher ist wirklich grottenschlecht und verfängt sicher bei niemandem. Ansonsten geht es bei der R 6 wieder um jenen entspannten Freizeitspaß wunderschöner Fotomodelle, die es in dieser Konzentration so schön nirgends und jedenfalls nicht so locker entspannt gibt.

Und dann noch ein ganz starkes Stück: ... die Roth-Händle. Hier geht es nun nicht mehr um Schein und Traum und Illusion, sondern um nackte (ohne Filter, ist doch klar!), schwarze und starke Tatsachen. Sie ist »schwarz und stark«, und es geht um »Spiele«. Es wird doch nicht das Spiel mit dem Tod sein? Nein, ganz so direkt wollen es auch die aggressiven Roth-Händle nicht sagen, obwohl sie gegen das Blut, dass da für alle sichtbar an ihnen klebt, nicht viel zu haben scheinen. Zusammen mit der Schwärze ihres Tabaks und ihrer Lungen ergeben sich Schwarz und Rot, die Farben des Teufels und der Anarchie. Und sie tragen sie mit Stolz. Sind das nicht die unerschrockenen Typen, die weder Tod noch Teufel fürchten und auch den stärksten Tobak nicht? Sie können den anderen knallharten Rachenputzern, die da etwa Gitanes, Chesterfield und Gauloises heißen, die roten Händle reichen. Hier wird nun gar nichts mehr gefürchtet, und der echte Geschmack steht ungefiltert und ewig da. Sich mit solchen starken Stücken einzulassen ist das Privileg der letzten Männer. Dem Deutenden fällt der Doppelsinn der letzten Worte auf. Je krasser das Image, desto peinlicher der Schatten und seine Deutung, und so wollen wir in diesem Fall von letzterer taktvoll Abstand nehmen, da sowieso jedem klar ist, wie impotent Rauchen macht.

Selbstgedrehte und die leichten Damenhaften

Nur bei den Selbstdrehern wird es oft noch krasser. Hier steht allerdings neben Mut und Härte bzw. Feigheit und Verweichlichung oft das »alternative Image« im Vordergrund. Jene Alternativen, die sich ständig für den Schutz der Umwelt vor Luftverpestung und Raketen abrackern, sind es dann typischerweise, die ihre direkte Umwelt mit ihren starken Produkten »Marke Eigenbau« am meisten und nachhaltigsten verpesten und sich selbst am wenigsten schützen, da sie ja auf den Filterschutz verzichten. Und während sie sich ihr Gefühl von Autarkie, Freiheit und Unabhängigkeit selber drehen, drehen sie doch nur – wenn auch auf möglichst natürliche Art und Weise – an dem Strick, der sie dereinst erdrosseln wird, wenn Herzkranzgefäße oder Lungen dichtmachen. Die Marken der populärsten Tabake verraten wieder alles: *Drum Excellent* für die, die »Spaß am eigenen Dreh haben« und auf der anderen ehrlichen Seite wohl den Dreh im Leben nie so ganz rauskriegen. »Schwarze Hand« für die, die es »lieber würzig und schwarz« mögen. Das »Roth-Händle« lässt grüßen! *Bison* lässt da den »starken Holländer« einlaufen und *Javaanse Jongens* schlicht und ergreifend »Das Original«, womit die anderen schön im Abseits stehen. *Samson*, der Superstarke aus der Bibel, lässt die eigene Schwäche und Schlappheit leicht vergessen. Ganz Gesundheitsbewusste unter den Gesundheitsbewussten und autarken Alternativen kassiert *Golden Gate* ab mit dem goldenen Rat: »Dreh doch mild!«

Nach so viel Männlichkeitswahn dürfen wir natürlich auch die typischen Damenzigaretten nicht vergessen, wobei man allein schon an der Hitparade ablesen kann, wie gering der Weiblichkeitswahn auswertbar ist. Verglichen mit seinem männlichen Pendant fristet er nur ein Schattendasein. Keine einzige typische Vertreterin schafft es in die »Top Ten«, die allein über zwei Drittel aller in Deutschland konsumierten Zigaretten stellen. Allerdings ist das bei einer Gesellschaft, die so einseitig auf den männlichen Pol setzt, auch nicht sehr erstaunlich. Untersuchungen belegen, wie Frauenmarken bei jungen Frauen überhaupt keine Chance haben. Die setzen lieber gleich auf männliche Traumbilder, die bei uns Zukunft haben. Einer wirklichen Eva sieht »mann« das schon von Weitem an. Kann sie sich ihrer Weiblichkeit aber nicht so sicher sein, wird sie vielleicht zu *Eve* greifen, um diesen heiklen Punkt klarzustellen und damit für den Kenner zu betonen. Ist sie »superschlank« und verfügt über eine – nur ihr eigene – Eleganz, wird sie leicht auf *Caprice,* die »Superslim«-Zigarette, oder *Virginia Slims* verzichten können. Gibt es da aber gewisse Probleme, mag sie dann doch ganz gern zu diesen Marken greifen, auch wenn die geborgte Eleganz eher ein wenig *kapriziös* und aufgesetzt wirkt. Was übrigens in Kingsize-Manier im sozialen Rahmen Eleganz verbreiten soll, bereitet mit Sicherheit im medizinischen Bereich Probleme. Die Schadstoffwerte sind viel höher, da der Betrieb des chemischen Labors Zigarette noch mehr Zeit und Gelegenheit zur Produktion seiner Gifte erhält.

Die Deutung all der Superleichten fällt entsprechend leicht. Offenbar werden hier die Gesundheitsbewussten unter den Rauchern angesprochen. Mit ihrer »leichten« Wahl beweisen sie, wie sehr sie an die Argumente der Medizin glauben, und mit ihrem Weiterrauchen, wie schwach sie sind; jedenfalls zu schwach, daraus echte Konsequenzen zu ziehen. Greifen wir eine heraus, einfach weil ihre Reklame zu den für mich schönsten und besten überhaupt gehört: *Marlboro lights*. Was wäre Kino für ein Genuss, wenn der Hauptfilm solche Qualität erreichte! Eine Herde galoppierender Wildpferde – in Zeitlupe – über eine winterliche Landschaft von karger Schönheit fliegend oder schwebend, jedenfalls zumeist ohne Bodenkontakt: Schöner lässt sich Leichtigkeit und Freiheit kaum in Bildern einfangen. Natürlich kein Text, sondern Ruhe – man hat ja auch Zeit, weil man Geld hat, was wiederum bei solcher Reklame kein Wunder ist. Erst ganz zum Schluss die zwei entscheidenden Worte: *Marlboro lights*. Leider, möchte ich fast sagen, müssen auch hier die suggerierte Freiheit, Ungebundenheit und Leichtigkeit ihr Pendant im Schatten des angesprochenen Rauchers finden. Bezieht sich die Leichtigkeit offenbar direkt auf die geringen Schadstoffwerte, wird mit der Ungebundenheit und Freiheit das Freigekommensein – mit dieser Wahl – von allen schädlichen Auswirkungen des Rauchens und aller Abhängigkeit suggeriert. Man ist wie die Herde der wilden Pferde sozusagen vor allen Gefahren (des normalen Rauchens) geflohen, und wenn die Pferde im Bildhintergrund verschwinden, hat man es geschafft. Wir haben gesehen: Das Gegenteil ist leider wahr. Die Leichten sind mit ihren Konsequenzen oft schädlicher als die Starken, auf jeden Fall schädlicher als die ganz starken und dicken Zigarren. Möglicherweise fühlen sich auch jene Raucher von solcher Werbung für Leichte angesprochen, die sich besonders *schwer*tun im Leben, oder vor lauter Leichtigkeit Probleme haben, die Füße auf den Boden zu kriegen, und gern noch ein bisschen stolpern – wie die Fohlen eben.

Von der Werbung für die ganz »gesunden« Mentholzigaretten mit Filter sind sicherlich mit Recht die besonders Kranken besonders fasziniert. Und schließlich ist Gesundheit heute ja auch schon ein entrückter Traum für viele. Die hier meist betonte Frische dürfte zu einer gewissen Abgestandenheit im realen Leben gehören.

Werbeeinschränkungen und unser Bedürfnis, umworben zu werden

Durch das Verbot der Fernsehwerbung für Tabakwaren ist eine interessante neue Variante der Zigarettenwerbung entstanden: die indirekte Fernsehwerbung unter Vertiefung eines alten Lieblingsthemas. Jetzt werden mit Vorliebe Sport- und Kulturveranstaltungen »gesponsert«, wie man zu solchen indirekten Werbemaßnahmen heute sagt. Die Tabakwerbung greift natürlich mit Vorliebe auf Hochleistungssportler und ihre Wettkämpfe zurück, lässt sich mit ihnen doch vortrefflich eine Verbindung zwischen Rauchen und Erfolg einerseits und Dynamik und Hochleistung andererseits herstellen.

Diese Verbindung besteht auch in den Träumen entsprechender Raucher, die nur zu gerne dynamisch, erfolgreich und leistungsfähig wären. Da macht es auch nichts, wenn praktisch kein Höchstleistungssportler raucht und jeder Trainer strikt dagegen ist. Natürlich rauchen erfolgreiche Sportler selten, aber Raucher träumen von Sportkarrieren – am liebsten wohl rauchend vor dem Fernseher, wo sie als Verlierertypen ganz bequem Erfolg und Sieg in den nicht rauchenden Sportlern stellvertretend erleben können. Sie siegen dann mit Deutschland gegen X-Land und fühlen sich ein bisschen wichtig und siegreich. So haben wir mit der Sportlichkeit noch ein beliebtes Traumbild, das in Verbindung mit Jugend, Dynamik und Gesundheit häufig zu Raucherillusionen verwoben wird. Wer vorzeitig verkalkt, schlapp und unsportlich ist, wird solch ein Selbstbild als Fertigprodukt zu schätzen wissen.

Ein ebenso beliebter Komplex rankt sich um die Themen Kommunikation, Flirt, die sich amüsierende Clique und Freizeitspaß, mit Erotik, Sex und Potenzsymbolik angereichert. Flirten wird durch Rauchen sicher erleichtert, vor allem für den, der anders schwer *zum Zuge* kommt, und vielleicht wird es sogar vielversprechender nach dem Motto: Wo Rauch ist, muss auch Feuer sein. Eine gewisse verruchte Erotik lässt sich ebenfalls leicht assoziieren – und Potenz, das bleibt ein alter, großer Raucherтraum. Zigarillo und Zigarre werden sogar bevorzugt von Männern geraucht, die der Welt bereits ihre Kompetenz und Potenz in wirtschaftlicher Hinsicht bewiesen haben; wie tatkräftig sie dieselbe bei ihren Frauen zeigen konnten, steht auf einem anderen Blatt. Psychotherapeutische Erfahrungen lassen allerdings auf diesem weniger stolze Bilanzen vermuten. Auch hier wieder die deprimierend einfache Regel: Wer hat, der hat und braucht es nicht dauernd zu demonstrieren, weder in besonders starken Glimmstängeln noch durch besonders potente Motorrad- oder Automotoren. Aber leider ist natürlich der *starke* Raucher in Wirklichkeit eher ein Schlappschwanz.

»Solch unehrliche Werbung gehört doch verboten«, werden da sicher einige rufen. Aber was heißt »unehrlich«? Das hängt nur vom Blickwinkel ab. Ist die Lichtseite denn so viel ehrlicher als die Schattenseite? Ist es sinnvoll, eine Münze zu beschimpfen, weil sie gerade die Kopfseite zeigt und die Zahl verbirgt? Es ist an uns, sie umzudrehen. Dann können wir die andere Seite auch noch sehen und uns ein vollständiges Bild machen. Ja, man könnte umgekehrt fragen: Warum etwas verbieten, das so ehrlich machen kann?

Werbung ist im Übrigen etwas Uraltes, ganz Natürliches und bei uns weit Überschätztes. Es wurde schon immer und von Anfang an geworben, wahrscheinlich hat Adam schon um Eva geworben, und jeder Fink wirbt um seine Finkin und jeder Mäuserich um seine ersehnte Maus. Und wenn wir ehrlich sind, ist es wundervoll, umworben zu werden, es ist eine beruhigende Position der Stärke, man darf sich mit Recht im Mittelpunkt fühlen und dort sonnen, bevor man sich richtig anwerben lässt. Darüber hinaus wirbt jeder Mensch um Anerkennung, Gunst und Aufmerksamkeit. Wenn jemand die Werbung anderer als gefährlich, unfair oder sonst irgendwie schlecht bewertet, darf auch hier zu Recht Projektion vermutet werden. Man ist meist einfach sauer, weil da einer besser wirbt als man selbst. Das gilt mit Sicherheit für unsere Gesundheitsapostel, die sich schrecklich ärgern, weil ihre blutleeren puritanischen Parolen kaum verfangen, während die Tabakindustrie mit ihrer brillant auf der Tastatur des Urprinzipienklaviers spielenden Werbung immer wieder voll ins Schwarze trifft. Der ewige Ruf nach dem großen Vater Staat, der ihnen da helfen und den bösen Feind für sie verhauen soll, ist genauso kindisch wie die Wunschtraummuster ihrer selbst gewählten Gegner, der Raucher – auch das ein Indiz für das so kämpferisch geteilte Problem.

Was passiert, wenn der Staat einschreitet, haben wir am Beispiel der Verlagerung von der direkten Fernsehwerbung auf die indirekte über den Sport gesehen, und wir können es, neben einer schönen Demonstration moderner Gesundheitspolitik, an jeder Litfasssäule sehen. Da ruft uns etwa die junge, dynamisch-glückliche Lord-Extra-Clique zu: »Werden Sie Trendsetter!« Und ganz klein darunter darf der Bundesgesundheitsminister seinen Einzeiler aufsagen: »Rauchen schadet Ihrer Gesundheit!« Und wenn er denselben Allgemeinplatz auch unter den lockermännlichen Marlboro-Cowboy, den abenteuernden Peter Stuyvesant und all die frischen, sportlich braungebrannten Erfolgsraucher setzt, stehen sich moderne Industriepolitik und altbackenes Gesundheitskonzept im richtigen Verhältnis gegenüber. Da fällt der Bundesgesundheitsminister deutlich ab, oder sagen wir besser: durch – genau genommen unten durch. Das ist wohl auch beabsichtigt, denn würde sonst die Industrie für ihre Werbung so teuer bezahlen? Der kleine Gesundheitsspruch wird da unten nicht ernst genommen, und wenn man die harten Fakten betrachtet, ist er auch wohl nicht so ernst gemeint; ein Feigenblatt bestenfalls, doch eigentlich nicht einmal das – ein Trostpflaster für die Gesundheitsapostel eigentlich nur.

In dieser Gesellschaft und bei ihren allermeisten Mitgliedern bekommt die Gesundheit eben nur den Trostpreis, und auch das nur nach einigem Aufmucken. Die ersten Preise aber gehen offensichtlich an all die Dinge, die auf den Plakaten der Zigarettenindustrie dargestellt sind. Und wir sollten uns eingestehen, wir haben genau die Gesundheitspolitik, die wir verdienen. Sie und die Politiker, die sie vertreten, entsprechen uns bis ins Detail. Auch ihnen ist Schein wichtiger als Sein. Und so stehen sie sauber da oben vor uns, solange die Kameras surren, ansonsten aber sind sie die heimlichen Raucher an unserer Spitze. Und die beste Werbung ist noch immer der Raucher selber!

Kapitel 10

Die zwölf urprinzipiellen Rauchertypen

Als Grundlage für die folgende Beschreibung der zwölf unterschiedlichen Rauchertypen diente das archetypische Muster der jeweiligen Urprinzipien, wie sie sich auch in den Tierkreiszeichen finden. Um die charakteristischen Merkmale deutlicher zu machen, werden die zwölf einzelnen Typen überzeichnet, damit die Motive, die jeweils zum Rauchen führen, besser hervortreten. Man wird also kaum die beschriebenen Raucherpersönlichkeitstypen in so reiner Form antreffen, wie sie hier dargestellt werden. Vielmehr wird man Mischtypen begegnen, die verschiedene archetypische Verhaltensweisen bzw. Urprinzipien in sich vereinen. Die Ehrlichkeit sich selbst gegenüber ist eine Grundvoraussetzung dafür, die entsprechende Typisierung zu sich in Beziehung zu setzen und damit mehr Klarheit über die Motive des Rauchens und seine Ventilfunktion zu erlangen.

Der Aggressionstyp oder:
Der verkappte Abenteurer

Der Aggressionsraucher ist eine Kämpfernatur. Ruhelos und voll Elan ist er dauernd auf der Suche nach neuen Abenteuern (zumindest in Gedanken) und nach Kämpfen, in denen er sich beweisen kann. Er ist ständig in Aktion, tut irgendetwas, um seine enorme innere Energie umzusetzen. Dementsprechend ist auch sein Rauchverhalten: Das Rauchen ist für ihn im wahrsten Sinne des Wortes ein Spiel mit dem Feuer. Die Zigarette wird in seinen Händen zur Brandfackel, die ein Symbol für das lodernde Feuer in ihm ist.

Für den männlichen Raucher dieses Typs wird die Zigarette zum Sinnbild seiner heißen, kraftvollen Männlichkeit; liegt das glühende Phallussymbol, die Zigarette, doch (demonstrativ) auf der Hand und wird gezeigt, wobei hier in der Realität oftmals viel Rauch um nichts gemacht wird. Die Raucherin dieses Typs zeigt gerne: »frau« kann wie »mann«. Alles in allem wird hier dem Image gefrönt: »Wo Männer noch Männer sind und Frauen ihren Mann stehen!«

Der Aggressionsraucher raucht viel und mit naiver Begeisterung wie ein spielendes Kind. Er setzt sich mit dem Rauchen ziemlich rücksichtslos durch, bläst den Rauch hastig und aggressiv in den Raum, oft auch – unbedacht – ins Gesicht. Der Schwerpunkt des Rauchens liegt vielfach im Anrauchen, weshalb oft drei Zigaretten gleichzeitig brennen. Es wird eben leidenschaftlich gezündelt und mit dem Feuer gespielt. So gibt man auch gerne allen Feuer. Häufig werden Feuergeben und Zigarettenanbieten als Anmache eingesetzt, wobei das etwa im Klartext heißt: »Willst du mein Feuer mal probieren?«

Die Zigarettenmarken, die dieser Rauchertyp bevorzugt, der neben seiner Stammmarke auch immer mal neue Sorten testet, entsprechen natürlich der – oft geheimen – Sehnsucht nach Abenteuern. Wir finden hier die Camel-Raucher, Marke Einzelkämpfer, den Pionier, der weiß, was er will – er geht meilenweit für eine Camel –, und der alle gefährlichen Widerstände, die ihm die übermächtig erscheinende Natur in den Weg legt, locker und mit links überwindet. Auch das »*Lonesome-Cowboy*«-Image von Marlboro findet beim Aggressionsraucher Anklang, das Gleiche gilt für die starken Naturburschen. Rauchen stellt bei der Persönlichkeitsstruktur des aggressiven (= eigentlich vorwärtsdrängenden) Typs in erster Linie ein Ventil für zu wenig nach außen gebrachtes Feuer dar. Das hohe Energiepotenzial, das solch ein Mensch besitzt, muss einen Kanal finden und ausgelebt werden – und sei es auch nur symbolisch in Form einer glühenden Zigarette. So wird die Zigarette zum vordergründigen Hilfsmittel, um diese innere Energie ablassen zu können, dann auch der starken Ruhelosigkeit, die durch die Eintönigkeit und die Langeweile des Alltags entsteht, zumindest ein wenig Herr zu werden.

Die Schattenseite des Abenteurertyps ist seine Trägheit, die aufkommt, wenn es um einen wirklich sinnvollen und zielgerichteten Energieeinsatz geht. Diese Trägheit verhindert dann das wahre aufregende und gefährliche Leben, nach dem sich dieser Persönlichkeitstyp so sehnt. Stattdessen lässt man die überschüssige Energie, die sich sonst leicht einen Ausweg in Form von Ärger, Zorn, Gereiztheit, schlechter Laune und Streitsucht wählt, besser einfach verrauchen. Und außerdem: Wenn man raucht, tut man wenigstens irgendetwas! Gefahr – in den Augen solcher Menschen die Würze des Lebens – wird ebenfalls rauchend ausgelebt. Langfristig droht doch immerhin die Gefahr, an Lungenkrebs zu erkranken, was dann zum Ersatz wird für den romantischen Kampf auf Leben und Tod, wie er sich in einem wirklich abenteuerlichen Leben böte.

So versteckt sich hinter den Rauchschwaden der Frust über das eigene Versagen. Mangel an Tapferkeit und fehlender Mut zum tatsächlichen Abenteuer werden vernebelt, Ungeduld und Reizbarkeit, die sich aus solch einer Lebenssituation ergeben, in Rauch aufgelöst. In diesem Sinne bekommt Rauchen die Funktion des Druckablassens und des Explosionsdämpfers und wird zu einer kurzen, aber doch wichtigen Entspannung, da das ungelebte Feuer leicht zu innerer Verspannung führt. Der Aggressionstyp kann, wenn er ein geeigneteres Ventil für seinen Energieeinsatz findet, sehr abrupt und relativ leicht mit dem Rauchen aufhören.

Der Antiraucher dieses Persönlichkeitstyps neigt dazu, Kreuzzüge gegen das Rauchen zu führen, wobei der Kampf für ihn wichtiger ist als das angestrebte Resultat. Auch in diesem Fall will einfach die brachliegende Energie ein Ersatz-und Einsatzgebiet finden. Ersatzebenen für das Rauchen des Aggressionstyps könnten folgendermaßen aussehen: alle Arten von körperlicher Bewegung, vor allem Kampfsportarten, Abenteuersport, Fechten, Schießen, Waldlauf, Joggen, Squash, ausgelassenes Tanzen zu Popmusik, praktisch alles, was Energieumsatz fördert, Schnitzen, Bildhauerei, Kampfspiele, Actionfilme, Western, Musik wie Trommeln, Schlagzeug spielen, Rasseln, Percussion.

Auch die dynamische Meditation nach Bhagwan ist geeignet, ebenso neben richtigem Holzhacken die Holzhackübung: Man stellt sich mit schulterbreiten Beinen hin und hebt eine vorgestellte Axt hoch über den Kopf. Dann lässt man die ineinandergelegten Hände mit der imaginierten Axt und unter lautem Aufschrei – »Hahh!« – niedersausen. Vor dem offenen Fenster ist diese Übung sowohl für den Raucher wie auch für den Exraucher besonders gesund. An Therapieformen bietet sich die Bioenergetik an – und generell eher Einzeltherapien; wenn Gruppentherapie, dann noch am ehesten Encounter.

Der Genuss- bzw. genusssüchtige Typ

Genuss und Sinnenfreude gehören zu den Hauptmotivationen dieses Rauchertyps. Er sitzt gemütlich im Kreise seiner Lieben, hat gerade ein köstliches, aber einfaches Mahl genossen und zündet sich genüsslich eine Zigarette an:

»Nach dem Essen sollst du rauchen!« Das sagt ja schon ein altes Sprichwort, und auf gute alte Tradition legt man schließlich Wert. Der angenehm dunkle Geruch des Tabaks verbreitet eine gemütliche Stimmung des Wohlbehagens, und der erdige Geschmack dieses schon von den alten Indianern so geliebten Krautes ist eine Freude für den Gaumen. So gibt man sich in der Geborgenheit der Gruppe der Geruhsamkeit hin – ein edler Schluck Wein ist vielleicht noch das Tüpfelchen auf dem i – und regeneriert sich von den Mühen des Tages, während das Rauchen zugleich die Verdauung anregt. So sähe in etwa das idyllische Bild dieses Genussrauchers aus.

Daraus ergibt sich auch das entsprechende Rauchverhalten: Der Schwerpunkt liegt im genussvollen Saugen und Zuzeln mit dem entsprechend feuchten Mundstück. Man füllt die Mundhöhle mit Rauch, um den Geschmack voll auszukosten. Auch das Drehen der Zigarette, langsam und bedächtig, oder das Stopfen der Pfeife kann schon zum Genuss beitragen. An Marken bevorzugt man selbstverständlich altbewährte und gute Qualität, die vorzugsweise aus dem eigenen Land kommt. Auf jeden Fall hat der Genussraucher *seine* Marke, die er gewohnt ist und nur ungern wechselt. Diese Art des Rauchens kommt dem erwähnten rituellen Rauchen nahe und ist Ausdruck von Genussfähigkeit. Es wäre sozusagen die ideale Art, den Tabak zu genießen, würde bei diesem Rauchertyp nicht auch so oft die Schattenseite zuschlagen. Aus Genussfähigkeit wird dann sehr schnell Genusssucht und Gier nach immer neuer und mehr oraler Befriedigung, um ein kindliches Zärtlichkeitsbedürfnis zu kompensieren, sei es in Form von Essen oder Rauchen. Aufgrund dessen wird bei diesem Persönlichkeitstyp das Rauchen auch häufig zur Rettung der Figur eingesetzt, die Zigarette muss die Zwischendurch-Happen ersetzen.

Rauchen wird zum Ventil, um den Druck der Überforderung, die vor allem die Schnelllebigkeit unserer Zeit mit sich bringt, loszuwerden. Die Zigarette hilft dabei, Zeit zu gewinnen, man legt eine Rauchpause ein, die einer vordergründigen Regeneration dient. Die *gewohnte* Zigarette als Ausdruck des Vertrauten bietet auch eine gewisse Stabilität und sorgt in einem ständig von Veränderungen bedrohten Leben für Sicherheit. So ist der Gewohnheitsraucher vor allem unter diesem Persönlichkeitstyp zu finden.

Da sich der orale Typ sehr schnell ungeliebt fühlt, dient die Zigarette auch dazu, das fehlende Selbstwertgefühl und die damit verbundene Unsicherheit zu überdecken. Man hält sich in diesem Fall an der Zigarette wie früher am Rockzipfel der Mutter fest. So artet die angelegte Genussfähigkeit häufig in ein gieriges Suchen nach Ersatzbefriedigung aus. Der Antiraucher, der zu diesem Typ gehört, ist unduldsam, weil von der Persönlichkeitsstruktur unbeweglich und konservativ. Was nicht in sein Bild der Wirklichkeit passt, wird rigoros abgelehnt.

Als Ersatz ist bei diesem Rauchertyp Folgendes hilfreich: Singen – von Volksliedern bis zu Mantren, Hatha-Yoga, Spazierengehen (»Nach dem Essen sollst du rauchen oder tausend Schritte laufen!«), Schmusen, Küssen und Sex. Hobbys: Malen, Töpfern, Sammeln von Briefmarken bis Kunst, Kochen, Kegeln, Weben, Volkskunst, Brauchtum, Gruppenaktivitäten und Vereinsleben, aber auch Gartenarbeit. Als Therapieformen bieten sich hier vor allem Gruppentherapien an; auf körperlicher Ebene Diäten, am besten Entschlackungsdiäten; ansonsten Aromatherapie, Phytotherapie, Massagen, Musiktherapie unter Betonung der Stimmarbeit, beispielsweise auch Obertonsingen.

Der Kommunikationstyp oder: Wissen Sie schon das Neueste?

Der Kommunikationstyp ist weit verbreitet, passt er doch hervorragend in unsere schnelllebige Zeit. Ein Repräsentant für diesen Typ wäre der »rasende Reporter« bzw. generell die Medienlandschaft, die vielfach ein trauriges Sinnbild für unsere oberflächliche Art von Kommunikation darstellt. Der Kommunikationsraucher hat einen starken Drang, Neues, Interessantes, Sensationelles zu erfahren – und es auch mitzuteilen. Er hätte gern den Finger am Puls der Zeit und will auf keinen Fall etwas versäumen. Sein Informationshunger ist enorm und ebenso seine Sucht nach immer neuen und ausgefalleneren Ablenkungen. Es gibt nichts, das sein Interesse nicht wecken könnte! Und so ist er auch ständig dabei, zu »kontakten«, um alles Mögliche zu erfahren, was so um ihn herum geschieht.

Dabei lässt sich die Zigarette natürlich als *unverbindlicher* Anknüpfungspunkt hervorragend gebrauchen: »Haben Sie mal eine Zigarette für mich?« Daraus ergibt sich die Gelegenheit für einen nicht zu tief gehenden Schwatz. Der dauert dann auch nur eine Zigarettenlänge, weil bald etwas anderes die Aufmerksamkeit auf sich zieht.

Unter diesem Rauchertyp findet man auch die Anhänger der Steh- und Fastfood-Restaurants: »Hauptsache, es geht schnell!« Geeigneter Aufenthaltsort für den Kommunikationsraucher sind stark frequentierte Stehpartys, auf denen man mal hier und mal da, mal dem einen, mal dem anderen *Rauchzeichen* gibt und bei einem kurzen Tratsch den Leuten seinen *blauen Dunst* vormachen kann. Auch bei hitzigen Diskussionsrunden, wo es mehr um die Produktion von Sprechblasen als um gute Argumente oder den Inhalt geht, wird dem Kommunikationsrauchen gefrönt. »Da raucht einem ja der Kopf!« Und je größer die Runde ist, umso mehr Dampf wird geplaudert. Aus den beschriebenen Bildern ergibt sich das entsprechende Rauchverhalten dieses Persönlichkeitstyps: Es ist das fahrige, nervöse Rauchen, oft nur die halbe, geschnorrte Zigarette, um sich kurz darauf die nächste anzuzünden. Der Genussaspekt spielt dabei eine untergeordnete Rolle. Auch ist es *cool*, den »großen« Aschenbecher in Gestalt des Fußbodens zu benutzen, wie es die Italiener in ihren Steh- und Espresso-Bars beim Cappuccino tun. Wie überhaupt im Leben lässt sich dieser Rauchertyp schwer festlegen – folglich auch nicht auf eine eigene Marke. Es wird immer wieder gewechselt, was beim

Zigaretten-Schnorren auch der naheliegende und erfolgreichere Weg ist. Wenn schon könnten Marken wie etwa die Peter Stuyvesant anmachen, die den Duft der großen, weiten Welt verspricht, während man selbst oft nur den Duft der nächsten Umgebung oder Kneipe schnuppert.

Bei diesem Persönlichkeitstyp ist Rauchen vor allem ein Ventil für nicht hervorgebrachte und nicht umgesetzte Ideen, was durch Erzählen bis zur Geschwätzigkeit oder eben Rauchen kompensiert wird. Es mag auch Ausdruck und Ausgleich für große Nervosität und Rastlosigkeit sein. Die Zigarette hilft, die innere Unruhe zu beherrschen, und dient als Konzentrationshilfe beim Reden, Schreiben und Denken. Da man sich aus Nervosität nur schlecht auf ein Ding allein konzentrieren kann, wird wenigstens nebenbei noch geraucht. Auch die Frustration darüber, sich zwar für vieles zu interessieren, aber nur weniges zu wirklicher Meisterschaft zu bringen, kann zum Griff zur Zigarette (ver-)führen. Ganz abgesehen davon die Vorstellung, mit einer Zigarette den eigenen Anspruch an Lässigkeit besser darstellen zu können. So pflegt man mit dem Rauchen vielleicht auch das Image eines Intellektuellen, man denke nur an Fotos prominenter Denker oder Schriftsteller, wo lange Zeit Pfeife oder Zigarette einfach dazugehörten. Ebenso findet die Unbeständigkeit, die zu der Persönlichkeitsstruktur dieses Rauchertyps gehört, ihren symbolischen Ausdruck im Rauch: sich immer wieder wie Rauch in Luft auflösen zu wollen und, möglichst ohne Anstrengung, weitergeweht zu werden. Hat der Kommunikationstyp Schwierigkeiten, sich mitzuteilen, oder ist er aufgrund seiner Lebensumstände zu Unbeweglichkeit gezwungen, wird der Zigarettenkonsum sehr steigen. Dann kommen zum Rauchen oft noch Angewohnheiten wie Nägelkauen, Heftklammernverbiegen und dergleichen hinzu. Man braucht hier viel körperliche und geistige Beweglichkeit, die, wenn nicht gelebt, mit Rauchen kompensiert wird.

Der Antiraucher, der zu diesem Typ gehört, ist eigentlich nicht »anti«. Es ist ihm vielmehr ganz egal, ob jemand raucht oder nicht. Er selbst raucht eben gerade nicht. Ersatzebenen für den Kommunikationstyp könnten folgendermaßen aussehen: Atemübungen von Pranayama bis zum verbundenen Atem, Mantra-Meditation, sich im Gespräch wirklich mitteilen, Kino, Museen, Ausstellungsbesuche, Fotografieren, Graphik, Zeichnen, Schreiben, Lesen oder Handarbeiten wie Stricken. An Sport: Radfahren, Wandern, Gymnastik, Handball, Tischtennis.

Vonseiten der Psychotherapie bieten sich Gesprächstherapie (nach Rogers), Transaktionsanalyse und themenzentrierte Interaktion an.

Der kindliche Typ oder: Mit dem Schnuller im Mund

Kuschelig im eigenen Nest geborgen sein, im Bett liegen, Musik hören und sich weit wegträumen von der kalten feindlichen Umwelt und dazu, als Ersatz für die mütterliche Brust oder den Schnuller, eine Zigarette rauchen – so ungefähr ließe sich in einem Stimmungsbild eine Grundsituation dieses Rauchertyps beschreiben. Man zieht sich in diesem Fall in die Rolle des (bedürftigen) Kleinkindes zurück und nuckelt an der »Lulle«. Mit dem Rauchen wird auch eine heimelige Stimmung erzeugt, man umgibt sich mit angenehmem warmem Rauch gleichsam als Ersatz für das Fruchtwasser im Mutterleib. In dieser Atmosphäre steigen vielleicht auch Bilder aus der Vergangenheit auf, etwa wie gemütlich es war, wenn Papa abends nach Hause kam und wie der Duft seiner Zigarette zum Zeichen seiner Anwesenheit wurde. Die Zigarette wird so zum Hilfsmittel auf der Suche nach der verlorenen Zeit.

Als Rauchverhalten findet man hier das aufnehmende, saugende Rauchen, das leicht zu Magenschmerzen führt, weil man dabei den Rauch so stark aufnimmt und schluckt. Unter diesem Typ ist der *Mit*raucher sehr häufig, der einfach raucht, weil es der Partner tut. So wird auch gerne die Zigarettenmarke des Partners übernommen. Ansonsten greift man zu den leichten Sorten, als Erinnerung gleichsam an das Flair der Leichtigkeit, das die Kindheit umwehte.

Wenn es der Magen verträgt, neigt dieser Rauchertyp dazu, viel zu rauchen. Die Gefahr der Sucht ist relativ groß, da man sich leicht gehenlässt, zur Haltlosigkeit neigt und sich nur ungern beschränkt. Das Rauchen ist bei dem kindlichen Typ ein Ventil für die Ängstlichkeit, die man im Angesicht der Anforderungen der großen, feindlich erscheinenden Umwelt empfindet. Die eigene Schüchternheit wird so kaschiert, man hält sich an der Zigarette fest wie am Teddybär der Kindheit, saugt an ihr wie damals am Daumen.

Häufig ist das Rauchen auch Ersatz für Zärtlichkeit und Schmusen. Die Angst vor dem Alleinsein, dem Verlassenwerden, der Ungeborgenheit soll sich am besten in Rauch auflösen. Vor allem aber hat das Rauchen auch eine Schutzfunktion, es hilft, die eigenen Gefühle, die große Empfindsamkeit zu vertuschen und vom Beleidigtsein oder aufsteigenden Tränen abzulenken.

Da dieser Persönlichkeitstyp oft nur *phasenweise* raucht, also auch immer wieder Zeiten kennt, in denen er nicht zur Zigarette greift, finden sich unter den Antirauchern des kindlichen Typs viele ehemalige Raucher. Ihre Ablehnung äußert sich bevorzugt in Form von (nervigen) mütterlichen Ratschlägen: »Du weißt doch, wie schädlich und ungesund das Rauchen ist. Komm, iss doch lieber ein Butterbrot.«

Als Ersatz bietet sich für den kindlichen Rauchertyp Folgendes an: Phantasiereisen, Stimmungsmacher wie Räucherstäbchen und Duftlampen, mehr zu schmusen und zu schmausen, sich immer kleine Belohnungen zu gönnen, Kochen, Musikhören, Malerei, am besten Aquarelle, aber auch Kegeln und Skat. Natürlich ist es kaum möglich auf diesem Weg jene fehlende *echte* Geborgenheit zu finden, wie sie »der eigene Herd im eigenen Heim« symbolisiert.

An Therapien kommen besonders in Frage: Primärtherapie, katathymes Bildererleben, gelenkte Tagträume; auf der körperlichen Ebene: Phytotherapie, Tee-Kuren, warme Bäder, Wickel, Güsse, Massagen, alle Formen der Hydrotherapie.

Der Demonstrationstyp oder: Ich bin der/die Größte!

Sie kennen das alle: Sie kommen in einen Raum, dicke Rauchschwaden ziehen zur Decke, der beißende Geruch treibt Ihnen die Tränen in die Augen. Und *natürlich* richten Sie Blick und Aufmerksamkeit sofort auf den Verursacher dieses Rauchspektakels. Und da sitzt er auch: im schweren Ledersessel, die dicke Havanna souverän in der Linken. Und Sie fragen sich, ob es sein imposantes Gehabe oder das hinter ihm durch das Fenster einfallende Tageslicht ist, das Sie, in der doppelten Bedeutung des Wortes, blendet.

Etwas überzeichnet dargestellt erkennt der Beobachter hier den Demonstrationsraucher. Es muss auch nicht immer Zigarre sein, aber wenn schon, dann findet man in unserer Zeit die Raucher der Havannas, Virginias – und wie sie alle heißen – bevorzugt unter diesem Rauchertyp. Er will gesehen werden und, wenn möglich, auch gerochen, dazu eignet sich die Zigarre hervorragend.

Mit dem Rauchverhalten wird Selbstbewusstsein demonstriert. Man zeigt, dass ein Boss, wenn nicht gar ein

König, in einem steckt. Da spielt es dann für Augenblicke auch keine Rolle mehr, wenn man es in Wirklichkeit nur zum königlichen Raucher gebracht hat. So bläst man den Rauch nach oben oder in alle Richtungen, als Überlegenheitsgeste á la Western auch manchmal dem anderen ins Gesicht.

Unter diesem Typus wird viel geraucht, und zwar nach dem Motto: »Wenn schon, denn schon!« An die Folgen – und in diesem Fall die besondere Neigung zum Herzinfarkt – denkt man nicht. Es interessiert nur die momentane Situation oder die Wirkung des gerade fälligen großen Auftritts. Wenn dem Demonstrationsraucher die Zigarren doch zu »*heavy*« sind, greift er wenigstens zu *der* Zigarette (»Davidoff«) oder zu exklusiveren Marken wie beispielsweise Dunhill. Auch John Player Special (JPS) – nicht jeder fährt Lotus – und Lord Extra (auf der eigenen Yacht, von schönen Mädchen oder Männern umringt, das ist doch was!) haben hier oftmals die Ehre. Vielfach wird auch auf *Kingsize* geachtet.

Es versteht sich so fast von selbst, dass Demonstrationsraucher selten Rücksicht auf Nichtraucher nehmen. Schließlich dreht sich ja alles um ihn. Die Welt ist seine Bühne, und er wäre gerne der Hauptdarsteller. Am liebsten würde er die Rolle des Helden spielen und sein Leben zu einem Mythos machen, etwas Einzigartiges leisten oder wenigstens sein und dafür die verdiente Anerkennung erhalten. In ihm liegt ein großes schöpferisches Potenzial, aber es fehlt oft an Mut und Disziplin, um es auch zum

Ausdruck zu bringen. So wird Rauchen Ventil für nicht verwirklichte Kreativität.

Unterlegenheitsgefühle, mangelndes Selbstbewusstsein, das sich hinter der großspurigen Maske verbirgt, führen häufig zum Griff zu Zigarre oder Zigarette. Mehr als alle anderen hadert der Demonstrationsraucher mit dem Gefängnis des Alltags, der, mit lästigem Kleinkram angefüllt, ihn an der Verwirklichung seiner romantischen Träume von Größe hindert. Der Frust über die eigenen beschränkten Mittel wird durch das luxuriöse Rauchverhalten kompensiert – die goldene Zigarettendose mit Monogramm wird noch nicht als peinlich empfunden. So gibt man sich wenigstens selbst ein Gefühl der Wichtigkeit. Auch wird der – meist unbewusste – Ärger über die eigene Feigheit, den Mangel an Mut und Stärke weggeraucht.

Der Antiraucher dieses Typs ist sehr selten, man ist viel zu sehr mit sich selbst beschäftigt, um sich um das Verhalten anderer zu kümmern. Eine Ausnahme wäre, wenn bei Geruchsempfindlichkeit die eigenen Kreise zu sehr durch fremde Düfte gestört würden. Dann wird den Rauchern das Qualmen in der eigenen Umgebung einfach untersagt.

Als Ersatzebene fürs Rauchen kommen beim Demonstrationstyp folgende Möglichkeiten in Frage: aktives Mitglied in einem Golf- oder Reitclub zu werden, am besten auch gleich als Präsident desselben, Tennis, eigentlich jeder Sport, dessen Sozialprestige hoch genug ist, kreative Betätigungen wie beispielsweise Malen, Flirten, Musikhören, Schauspielen, Spielen generell.

An Therapien bieten sich an: Gestalttherapie, Psychodrama, Shiatsu, Massagen, Lichttherapie (Sonnenbaden), Farbtherapien.

Der ängstliche Typ oder: Entschuldigen Sie, dass ich rauche!

Dieser Rauchertyp zeichnet sich durch große Ängstlichkeit und Vorsicht aus. Seine Angst bezieht sich allerdings auch oder sogar vor allem auf den Verlust der Gesundheit, und so wird früher oder später mit dem Rauchen aufgehört. Solange aber geraucht wird, helfen Teer und Nikotin, nach außen dichtzumachen und so die von dort ständig drohende Gefahr wenigstens auf körperlicher Ebene auszusperren: Angst ist ja nichts anderes als ein Ausdruck der eigenen Enge, und das findet seine Entsprechung im Rauchen, durch das sich die Gefäße an der Peripherie des Körpers verengen und man auf diese Art gleichsam zumacht.

Aus der oben genannten Angst vor Krankheit ergibt sich auch das Rauchverhalten dieses Typs: Man raucht, wenn irgend möglich, wenig, aber doch *regelmäßig*, oft noch zu bestimmten Zeiten nach dem Motto: »Alles muss seine Ordnung haben!«. Auf jeden Fall aber raucht man mit schlechtem Gewissen, weil es so ungesund ist. Manchmal wird auch aus »nützlichen« Gründen geraucht, zum Beispiel morgens, um die diesem Typ sehr wichtige Verdauung anzukurbeln: »Diese eine hat mir mein Arzt geraten!« Wenn schon geraucht wird, man also aus Vernunftgründen noch nicht damit aufgehört hat, dann wenigstens leichte Zigarettenmarken. Hier interessiert man sich nicht für das Image einer Sorte, sondern in erster Linie für ihre Werte. Die Raucher, die die nikotinlose Zigarette überhaupt testeten, sind sicher unter diesem Typ zu finden. Sich ab und zu nach getaner Arbeit zu entspannen und dabei als Belohnung eine Zigarette zu rauchen, wie Ernte 23 oder HB, ist hier noch am besten vertretbar. Da das Rauchen als Schwäche interpretiert wird, die man am liebsten verbergen will, wird von diesem Typus oft grundsätzlich nicht in der Öffentlichkeit geraucht. Wenn jemand bei minus 20 Grad auf dem Balkon hastig eine Zigarette raucht, ist es entweder ein Vertreter dieses Rauchertyps – »Die Vorhänge stinken sonst so nach Rauch« –, oder er ist zu Gast bei einem solchen. Für diesen Typ ist die Zigarette ein Ventil für den inneren Druck, der durch viele Ängste oder durch Überforderung und Überarbeitung entsteht. Auch der hohe Perfektionsanspruch bringt diesen Persönlichkeitstyp oft in eine erdrückende Lage, und die Angst vor dem unüberschaubar Unbekannten tut ein Übriges, um den inneren Knoten zu verstärken. Rauchen hilft dann beim Entspannen.

Der Antiraucher, im wahrsten Sinne des Wortes der Gegenpol dieses Rauchertyps, ist der militante Gesundheitsapostel. Ihn stört der Gestank, er macht die Raucher für die Rodung sämtlicher Urwälder verantwortlich, ganz zu schweigen von der Luftverschmutzung. Und wer weiß, wahrscheinlich sind die Raucher auch an dem ständig wachsenden Ozonloch und der Klimaerwärmung schuld. Das Schlimmste aber ist die fahrlässige Körperverletzung, wenn nicht gar Totschlag, die Folterung von Zwangspassivrauchern usw.

Als Rauch-Ersatz für den ängstlichen Typ sind beispielsweise Arbeiten geeignet, die er gerne tut: Heimwerken, Gärtnern, Restaurieren, Kalligraphieren, Zeichnen, Fotografieren, Kunsthandwerk. Beim Sport sind besonders Skilanglauf, generell »vernünftige« und »gesunde« Sportarten geeignet, ebenso Spiele wie Schach, Billard, Bridge. Günstig sind auch Reinigungsrituale oder Imaginationen, aber auch bewusstes Zähneputzen, Händewaschen und Duschen, bewusstes Essen, etwa eines Apfels, statt Zigarettenrauchen.

An Therapien empfehlen sich Psychotherapien generell, körperlich ein sehr ernährungsbewusstes Leben, zum Beispiel nach Bircher-Benner oder als Rohköstler usw.

Der wählerische Luxustyp oder: *Beautiful people* unter sich

Rauchen ist einfach schick! Im Künstlercafé im *Quartier Latin* beispielsweise darf die Zigarette als Stimmungsaccessoire nicht fehlen. Bei diesem Rauchertyp muss alles Stil haben. Das Rauchen, die Marke, das Aussehen der Verpackung, das Image, das mit der jeweiligen Zigarettensorte verbunden ist, müssen in die Umgebung und wenn möglich auch zum Kleid passen. Geraucht wird nicht unbedingt, weil es schmeckt, sondern weil es dazugehört. Wie der lila Schal oder die geblümte Krawatte ist die Zigarette ein Accessoire, das zur Verschönerung der Umgebung und Atmosphäre beiträgt. Vielfach wird sie auch als Kontakthilfe verwendet. Da wird dann mit lasziver Geste und dazu passendem Blick die elfenbeinerne Zigarettenspitze eingesetzt, um ein bisschen das aufreizende Spiel mit dem Feuer zu treiben. »Haben Sie mal Feuer? Mir gefällt Ihr Feuerzeug so. Von Cartier, oder?« Das Rauchverhalten dieses Typs will vor allem Ästhetik und Noblesse zum Ausdruck bringen. Man tut eben alles mit Stil – oder zumindest so, wie man sich den vorstellt. Da sieht man fallweise den mehr oder weniger dezent ausgestreckten kleinen Finger, der Rauch entweicht leicht und duftig und meist nach oben von wohlgeformten Lippen.

Die bevorzugten Marken sind vielfach jene, die gerade »in« sind. Ansonsten sind es die exklusiven oder besonderen, für die man sich – nach längerem Goutieren – entscheidet, wie etwa Cartier oder M, passend zum Khakikleid. Auch die Superschlanken haben hier ihre Anhänger. »Sind sie nicht schön? Diese Eleganz!« Lord Extra vermittelt dieses Gefühl dazuzugehören – zur Clique der »*Beautiful people*« dieser Welt. Die Yves Saint-Laurent – gestylt vom Modeschöpfer selbst – findet ihre Abnehmer wahrscheinlich ausschließlich unter diesem Rauchertyp. Hier wird eben dem absichtsvollen, fast schon ritualisierten

Rauchen gefrönt, das ein gewisses Flair von Luxus und Schönheit schafft.

Raucher, die dem Luxustyp angehören, sind meist sehr harmoniebedürftige Menschen. Aus dieser Eigenschaft ergibt sich auch die entsprechende Ventilfunktion, die das Rauchen für sie hat. Man raucht aus Frust über Unstimmigkeiten, um die fehlende Harmoniesituation gleichsam zuzunebeln. Diese Menschen tun sehr viel, um in der äußeren Welt einen harmonischen Zustand aufrechtzuerhalten. Viele der – oft gar nicht so harmonischen – eigenen Bedürfnisse und Eigenschaften, die nicht in das ersehnte Weltbild des Guten und Schönen passen, werden unterdrückt. So wird Rauchen zum Ventil für innere Disharmonie, die mit äußerer Scheinharmonie fast immer einhergeht.

Rauchen hilft hier auch, mit Aggressionen fertig zu werden, die man zurückhält aus Angst, dadurch womöglich die Bewunderung und Zuneigung der Umwelt zu verlieren. Bevor man aus der Rolle fällt oder Situationen in Peinlichkeit abgleiten, greift man zur Zigarette und findet so leichter wieder seine Balance. Oft ist Rauchen Ausdruck der hier häufig anzutreffenden Gedankenflucht, des Ablenkens von Konflikten und Ausweichens. Mit der Zigarette in der Hand fällt es leichter, sich elegant aus der Affäre zu ziehen und das (unangenehme) Thema zu wechseln. Das größte Problem liegt bei diesem Persönlichkeitstyp in der Angst, ungeliebt zu sein, nicht bewundert zu werden oder nicht dazuzugehören. Man unterdrückt die eigenen

Gefühle aus mangelndem Selbstwertgefühl, was durch Rauchen kompensiert wird.

Den Antiraucher dieses Typus stört vor allem der schlechte Geruch, den Zigaretten, besonders am Tag danach, zurücklassen. Undekorativ herumliegende Rauchutensilien, unästhetisch überfüllte Aschenbecher sind ihm ein Dorn im Auge. Ansonsten ist er eher tolerant.

Als Ersatzebene für den hier beschriebenen Rauchertyp gibt es beispielsweise folgende Möglichkeiten: Sport wie Tanzen, Eislaufen, Ballett, Aerobic, an Spielen vor allem Schach, ansonsten Kontemplation, Musikmeditationen, T'ai Chi Ch'uan, Musikhören, Hausmusik, Malen, Blumengestecke im Sinne von Ikebana, Beschäftigung mit Kunst und Design wie Galeriebesuche, Flirten, Lieben, Partnerschaften.

An Therapien bieten sich solche mit Kunstbezug an wie Mal-, Tanz- und Musiktherapie, aber auch Atemtherapien.

Der extreme Typ oder: Alles oder nichts

Die Fenster sind fest verschlossen. Dichte Rauchschwaden hängen bedrohlich im abgedunkelten Raum. Es ist, als hätten die Schattenwesen der Unterwelt hier Einzug gehalten. In dieser Stimmung durchleidet der extreme Typ gerade eine seiner immer wiederkehrenden Krisen. Rauchen ist ihm dabei Symbol für seine Lebensverachtung. Die Einstellung den Dingen des Lebens gegenüber ist ohnehin primär destruktiv. Da lässt er auch gleich der Tendenz zur Selbstzerstörung freien Lauf.

Dieser Persönlichkeitstyp nimmt praktisch in allen Bereichen des Lebens eine Entweder-oder-Haltung ein. Das äußert sich auch in seinem Rauchverhalten. Es wird entweder total geraucht – in Extremsituationen sogar bis zur Nikotinvergiftung oder eben grundsätzlich gar nicht. Kein anderer Rauchertyp kann so abrupt und rigoros von heute auf morgen aufhören zu rauchen wie der extreme Typ. Wenn er einem Prinzip folgt, dann ganz. Also wird entweder aus Prinzip geraucht oder aus Prinzip nicht. Es ist ein Schwanken zwischen Exzess und Askese, das sich durch viele Bereiche seines Lebens zieht. Ist er gerade in der Raucherphase, dann raucht er (extrem) viel. Er saugt dabei den Rauch gierig ein und raucht die Zigarette heiß. Die dadurch entstehenden furchterregenden Schadstoffwerte passen zum autoaggressiven Zug, der ihn beherrscht. Auf Nichtraucher wird schon aus Prinzip keine Rücksicht genommen. Die Zigarettenmarken, die in solchen Situationen Anklang finden, liegen auf der Hand: Roth-Händle und Chesterfield, die Starken, Gitanes und Gauloises, die Schwarzen und die Selbstgedrehten. In extremen Fällen werden sogar die noch nicht ganz niedergerauchten Kippen vom Vortag zu Ende geraucht.

In den Phasen, in denen dieses Rauchverhalten zu beobachten ist, sitzt der extreme Persönlichkeitstyp wie auf einem inneren Vulkan, und die Angst, dieser könnte ausbrechen, ist groß. Unter keinen Umständen will er die

Kontrolle aufgeben, die Selbstbeherrschung verlieren oder, am schlimmsten, womöglich anderen Einblick in die eigene Psyche gewähren. Damit würde er ja eigene Schwächen zeigen. Und die verachtet er an sich selbst schon genug. Es ist ein inneres Pulverfass, auf dem dieser (Raucher-)Typ sitzt. Die Zigarette ist hier oft das harmloseste Ventil, das zum Einsatz kommt. Für einen Menschen dieses Typs ist es ungeheuer schwierig, inneren Frieden zu finden, da er große Probleme hat, sich mit Schwächen und Unvollkommenheit abzufinden. Und je mehr er aus diesem Grund die verletzten Gefühle, die Trauer, die eigenen dunklen Seiten, den seelischen Mülleimer sozusagen, wegdrängen und verbergen will, umso größer wird der Druck, der davon ausgeht und der sich dann immer wieder in extremem Rauchen ein Ventil sucht.

Der entsprechende Antiraucher ist unduldsam. Da er Schwächen nicht ausstehen kann, hat er vor allem Verachtung für Raucher übrig, die sich nicht einmal beherrschen und diese unangenehme Angewohnheit aufgeben können. Mit Toleranz begegnet er einem Raucher nur, wenn dieser klipp und klar zum Ausdruck bringt, dass er aus Prinzip raucht.

Als Ersatz für diesen Rauchertyp bieten sich an: Meditationen und Tantra-Übungen, beim Sport vor allem Kampfsport, Rugby, Eishockey, Sportarten »auf Biegen und Brechen«, die an die Leistungsgrenze führen; ansonsten Psychospiele, Poker, bei Musik vor allem Trommeln, Panflöte, Blues, Soul – als die schwarze Musik.

Die beste Ersatzebene für diese Art des Rauchens ist jedoch zweifellos eine Schatten-Psychotherapie. In Frage kommen besonders tiefgehende Therapien wie etwa die Reinkarnationstherapie, vom Körper ausgehend, aber auch Sauna und konsequentes langes Fasten.

Der generöse Typ oder: Der Mann/die Frau von Welt

Dieser Rauchertyp gibt sich gerne jovial. Großzügig bis großspurig ist sein Auftreten und Verhalten. Er vermittelt sofort den Eindruck, viel Platz zu brauchen, um sich zu entfalten. Den irdischen Genüssen und Lastern ist er nicht abgeneigt. Der Wunsch nach Fülle und Wohlstand gleitet jedoch leicht in Maßlosigkeit ab. Aber mit weniger gibt er sich eben nicht zufrieden. Man hätte hier gerne den Duft der großen, weiten Welt um sich, wenn möglich sogar des Weltraumes – nach dem Motto: »Ich kenne da einen Astronauten …« Man träumt vom Image des Mannes/der Frau von Welt, gebildet und weitgereist und (fremd-)sprachgewandt. Großzügig und gönnerhaft seine Gunst verteilend bietet man auch gern allen eine Zigarette der eigenen erlesenen Marke an: Unter das Niveau von »Botschafter«, »St. Moritz Menthol« oder der feinen Direktimportierten aus Ägypten begibt man sich hier nur ungern. Auf jeden Fall sollte die Marke teuer sein – man hat es ja! – und erlesen – man ist schließlich nicht irgendwer! Aber auch den Cowboy oder das Cowgirl trifft man hier an, umweht doch das Marlboro-Image die endlose Weite einer Prärie, die sich auf einem anderen, fernen Kontinent befindet. Vereinzelt taucht hier auch der Zigarrenraucher der Marke Großunternehmer auf, der sich dadurch mit dem Flair von Macht und Fülle umgibt und dazu noch mittels Qualm raumfüllend ist. Der Anspruch auf Weite und Freiheit, auf einen möglichst großen Entfaltungsraum, findet seinen Ausdruck auch in der Art des Rauchens: Großflächig wird der Rauch im Raum verteilt, auch wenn es andere stört. Darauf hingewiesen, nimmt man zwar Rücksicht, zeigt dabei aber ehrliches Erstaunen über die Kleinkariertheit der Mitmenschen.

Wenn bei diesem Persönlichkeitstyp der Traum von der großen, weiten Welt, vom Abenteuer »Leben« nicht verwirklicht ist, wird Rauchen zum Hilfsmittel, um der Enge des Alltags zu entfliehen. Statt in der Realität den Mut zu weiten Reisen aufzubringen oder auf andere Art den eigenen Horizont (und damit Lebensbereich) zu erweitern, greift man aus Frustration über die Enge und Mittelmäßigkeit des eigenen Lebens zur Zigarette. Routine, Monotonie und Langeweile, gegen die nichts unternommen wird, sind hier im wahrsten Sinne des Wortes tödlich, können sie doch zu einem diesem Typ entsprechenden *maßlosen* Rauchen führen. Die unbefriedigte oder unbefriedigende Suche nach dem Sinn des Lebens fördert hier geradezu (Rauch-)Völlerei und Sucht. Wobei der Grund für die unbefriedigende Suche oft in der Tatsache liegt, zu sehr in einer rein materiell orientierten Weltanschauung zu verharren. Es dauert oft lange, bis er merkt, wie sehr er eigentlich nach geistiger Nahrung und Fülle hungert. So führen die eigene Unbeweglichkeit, der fehlende Mut zu wirklichen Abenteuern und weiten Reisen, die Trägheit, die durch ein Zuviel an Wohlstand entsteht, zum Rauchen als Ventil, um dem ständigen Druck der Unzufriedenheit zu begegnen.

Der Antiraucher ist hier wiederum nicht richtig *gegen* das Rauchen. Er ist tolerant nach dem Motto: »Leben und leben lassen.« Folgende Ersatzebenen bieten sich für diesen Rauchertyp an: Reisen im Sinne von Abenteuer- oder Bildungsreisen, Klavierspielen (aber ein eigener Flügel sollte es dann schon sein), Lesen, sich weiterbilden, den Horizont erweitern, sich mit fremden Kulturen auseinandersetzen, Sport wie Reiten, Bogenschießen, Golf, Tennis, Polo. Noch wirksamer wären: den Sinn des Lebens herausfinden, Philosophieren, T'ai Chi Ch'uan, Rituale generell wie etwa die Teezeremonie.
Als Therapien kommen vor allem solche in Frage, die einen Bewegungsbezug haben.

Der Leistungstyp oder: Das Leben ist hart

Die Bürde des Lebens scheint besonders schwer auf dem Rücken dieses Rauchertyps zu lasten. Man begegnet den Anforderungen des Lebens mit großer Akribie und nimmt seine Pflichten ernst, wenn nicht gar zu ernst. Auch wurde man schon früh mit dem Tragen von Verantwortung konfrontiert und verlernte so bereits als Kind den spielerischen Umgang mit dem Leben. Bei diesem Persönlichkeitstyp findet sich die Angewohnheit des Rauchens häufig nur in jungen Jahren. Mit dem Rauchen wird dann die noch mangelnde Fähigkeit, mit Schwierigkeiten umzugehen, kompensiert. Auch das heimliche Rauchen, weil der Vater es verboten hat, quasi als äußerste Form der Auflehnung gegen strenge Erziehungsnormen, ist hier anzutreffen. Meistens gibt dieser Persönlichkeitstyp im Laufe der Jahre das Rauchen auf. Es wird dann höchstens noch dem Gesellschaftsrauchen gefrönt: »Wenn schon alle rauchen!«, oder man will die vom Chef angebotene Zigarette nicht zurückweisen. Die Marken, die dieser Rauchertyp bevorzugt, werden vor allem nach den Kriterien »leicht« wegen der Gesundheit und »günstig« wegen der Sparsamkeit ausgewählt.

Selbstverständlich respektiert der Raucher dieses Typs, wenn Rauchen unerwünscht ist: »*Man* raucht hier eben nicht!«. Der Leistungstyp hat einen Hang zum Asketentum. Wenn er sich schon eine Zigarette gönnt, dann oft eine halbe morgens, zum Beispiel um 9.15 Uhr, und eine halbe abends, zum Beispiel um 19.30 Uhr.

Wird Rauchen mit fortschreitendem Alter beibehalten, ist es meist ein Ventil für die Anstrengungen, die einem das Leben bereitet. Dieser Typ ist sehr ehrgeizig und will sich irgendwann einmal hochgearbeitet haben. Dafür ist man lange bereit, sich unterzuordnen, zurückzustecken und das Leben zu verplanen. In diesem Fall bringt die Zigarette etwas Entspannung und Leichtigkeit in den rauen Alltag. Häufig findet sich ein stark ausgeprägtes Leistungsstreben, das fast immer gekoppelt ist mit der Angst zu versagen. Wirkt die Angst lähmend und scheut man es, den Pflichten nachzukommen und durch Leistung und verantwortungsvolle Tätigkeiten zu glänzen, hilft die Zigarette, die Frustration darüber zu vergessen. Im umgekehrten Fall, wenn man sich einfach zu viel aufgeladen hat oder die persönlichen Ziele unklar sind, soll das Rauchen den dadurch entstandenen inneren Druck verringern helfen. Sehr oft tröstet Rauchen auch über den Frust hinweg, der entstanden ist, weil man krampfhaft in überkommenen, erstarrten und zudem leeren Lebensformen verharrt und das ganze Leben damit stagniert.

Der Antiraucher des Leistungstyps sagt streng und strikt Nein zum Rauchen. Durch ständiges Nörgeln lässt er in seiner Umgebung keinen Zigarettengenuss mehr zu.

Als Ersatzebene für diesen Rauchertyp gibt es folgende Möglichkeiten: Zeitplanung, *wirkliches* Aufsteigen zu »Gipfelpositionen«, das Zigarettengeld sichtbar in einem Glas sparen als »private Lebensversicherung«, Bergsteigen, Mineraliensammlung, Museen, Bildhauerei, Zenkünste wie Kalligraphie, Bogenschießen, aber auch Kreuzworträtsel, Schach, Patiencelegen.

Als Therapien kommen vor allem Fasten, Konzentrationsübungen, Zazen (»Zen im Sitzen«), Arbeitstherapie, Rolfing und Edelsteintherapie in Frage.

Der Freiheitssucher oder:
Die wahren Abenteuer sind im Kopf

Freisein, Freiheit, Freizeit – nichts ist bei diesem Typus wichtiger. Und alles, was das damit verbundene Lebensgefühl beschränkt, wird meist vermieden oder seltener auch bekämpft. So finden wir unter diesem Rauchertyp jene, die aus Protest gegen Eltern oder Establishment zur ersten Zigarette griffen nach dem Motto: »Hauptsache, man hat ein Verbot gebrochen.« Meist schon früh in der Pubertät vermittelte der Glimmstängel ein Gefühl von Unabhängigkeit und freiem individuellem Ausdruck.

Sich mit so vordergründigen Dingen wie etwa dem Rauchen den Traum von der Freiheit zu erfüllen ist eine Eigenschaft, die diesem Persönlichkeitstyp auch in fortgeschrittenem Alter erhalten bleibt. Vieles bleibt dabei ungelebter Traum, neigt er doch dazu, in Phantasien zu leben, die sich in fernen Gefilden, hoch oben im Reich der Ideen und Gedanken befinden. Er selbst bekommt oft die Füße genauso wenig auf den Boden, wie er seine Gedanken verwirklichen kann. Der Rauch, den die Luft in malerischen Kringeln nach oben trägt, ist für diesen Typ Sinnbild für das Fliegen, das wiederum Ausdruck seiner Sehnsucht ist, sich von der Erdenschwere zu lösen und sich generell zu befreien. Mit den Sorgen und Anforderungen der Realität will er möglichst wenig zu tun haben, sich weit darüber hinaus erheben und alle Belastungen abwerfen.

Das Markenangebot, das von diesem Rauchertyp bevorzugt wird, ist – wie könnte es anders sein – sehr vielfältig. Er will sich nicht festlegen, das käme doch einer Freiheitsberaubung gleich. Also greift er beispielsweise zu Marken wie Marlboro light – »frei wie die *jungen Füllen* in der weiten Prärie«. Überhaupt spricht beim Freiheitssucher-Typ jene Werbung an, die in erster Linie jugendliche Symbolik verwendet, wird hier doch der Archetyp des »ewigen Jünglings«, wie er sich in James Dean oder in Robert Redford (Denys Finch Hatton) aus »Jenseits von Afrika« spiegelt, besonders leidenschaftlich gelebt.

Ausgefallene oder verrückte Zigarettenmarken sind folglich beliebt. Etwa die alte *Star*, wo jede Zigarette eine andere Farbe hatte. Je extravaganter, umso besser, man will sich ja über die Masse erheben. Angesprochen fühlen sich diese Raucher auch von der LM-Werbung: Frei und ungebunden, zwanglos in Jeans sitzt da ein junger Individualist – vielleicht sogar vor den Filmstudios – auf der Straße, wahrscheinlich in Los Angeles. Die West kann hier ankommen, weil sie den »*Californian dream of life*« anzubieten hat – wenn man vergisst, dass sie eigentlich ein Marlboro-Abklatsch ist, was dieser Typ nicht schätzt. Mit einer Stuyvesant im Mund und mit ihr in Gedanken ganz oben auf einem Wolkenkratzer im Hubschrauber als angemessenem Fortbewegungsmittel wäre auch ein ansprechendes Motiv.

Dieser Rauchertyp qualmt viel und pocht dabei auf das Recht seiner persönlichen Freiheit, notfalls mit Verweis auf die Menschenrechte. Es ist wohl auch ein Charakteristikum unserer Zeit, wenn die weitaus größte Anzahl der Raucher diesem Persönlichkeitstyp angehört. Ein Großteil der ehemaligen Blumenkinder haben hier in einer großen (Raucher-)Familie wieder zusammengefunden.

Die Ventilfunktion, die das Rauchen hier erfüllt, liegt auf der Hand. Praktisch allen Rauchern dieses Typs gemeinsam ist das Problem, eigentlich nichts für die eigene Freiheit tun zu wollen: »Dann ist es ja keine Freiheit mehr!« Und zu wenig Disziplin zu haben, um zu der so sehr ersehnten wirklichen Unabhängigkeit zu kommen: »Vom Wort allein kriegt man ja schon Gänsehaut!« So steckt man in einem Sumpf aus Eintönigkeit und Farblosigkeit eines grauen Alltags, ist rastlos und nervös, die großen Zukunftsträume zerplatzen einer nach dem anderen wie Seifenblasen. Die so heiß gewünschte wahre Freiheit bleibt Illusion, weil selten oder nie die Anstrengung unternommen wird, sie zu verwirklichen. Die so entstehende Frustration über das stinknormale, einschränkende Leben – etwa mit seinen Geldproblemen – führt zu steigendem Zigarettenkonsum.

Häufig ist unter diesem Persönlichkeitstyp auch das verkannte Genie anzutreffen, dessen Traum von der außerordentlichen Begabung nie Früchte trägt und Realität wird. So lösen sich die oft wirklich brillanten Ideen wie Rauch in Luft auf. Man findet hier ab und zu wohl Nichtraucher, aber keine Antiraucher.

Als Ersatzebene bieten sich folgende Möglichkeiten an: Fliegen, Drachenfliegen, Fallschirmspringen, Federball,

Ballett, Aerobic, moderner Tanz, Surfen, Reisen, Computer- und Videospiele, Filme, Karikaturen, Zirkus, Erfindungen machen, Phantasiereisen, Science-Fiction-Literatur schreiben und lesen, Witze erzählen, Synthesizer spielen, Essays schreiben.

Als Therapieformen sind besonders Atemtherapien und die Provokationstherapie geeignet.

Der Träumer oder: Auf der Flucht

Man sitzt da, die Rauchschwaden steigen langsam hoch, lösen sich in nichts auf, und der Gedanke kommt, das ganze Leben sei eigentlich ohnehin Illusion. »Alles ist nur Schall und Rauch.« Auch die Geschichte mit der Realität ist doch sehr relativ, oder? »Träume«, sagt man, »sind nur Schäume«, aber sind sie nicht mindestens genauso wirklich wie die sogenannte Wirklichkeit? – Und so fließt ein Gedanke in den anderen, verraucht eine Zigarette nach der anderen – und plötzlich, wie im Traum, ist wieder ein Tag vorbei. Aber man nimmt sich fest vor, *morgen* wird man sich dann endlich aufraffen.

Etwas überzeichnet könnte so ähnlich ein Tag dieses Rauchertyps aussehen. Hier werden die Klarheit und Härte der Realität gescheut. Auf der Flucht vor der Welt und vielem, was dazugehört, will man mit dem alltäglichen Leben nichts zu tun haben. Die geheimnisvollen, verborgenen Dinge des Lebens sind es, die stattdessen umso mehr

Reiz haben. Und am wohlsten fühlt dieser Typus sich in der Welt der Träume, von denen er sich gern wie vom grenzenlosen Meer umspülen lässt. Irgendwie verliert sich ja ohnehin immer alles in Bildern, Stimmungen und Assoziationen.

Das Rauchen übt hier auch noch eine besondere Faszination aus: In Gedanken kann man gleichsam die Auflösung der Materie verfolgen, Rauchen verleiht so praktisch der eigenen Sehnsucht Ausdruck, dem schwerfälligen irdischen Leben zu entfliehen, um in leichte, transparente und transzendente Bereiche zu entkommen. Im Extrem führt diese *Sehnsucht* bis zur *Drogensucht*. Überhaupt ist bei dem Träumer-Typ die Suchtgefahr relativ groß. Die *Suche* nach der Einheit, aufgelöst und grenzenlos im Urmeer der Gefühle zu schweben, endet häufig in verschiedensten Süchten. Das kommt auch vom mangelnden Gefühl und Verständnis für jede Art von Grenzen. Dieser Typ hat einfach keinen Bezug zur Notwendigkeit von Begrenzungen. Stattdessen besteht die Tendenz, sofort allen Gelüsten nachzugeben.

Diese Tatsache ist auch grundlegend für das Rauchverhalten: Man raucht viel, immer wenn einem nach einer Zigarette gelüstet, ist einfach passiv und oft sogar haltlos. Dieser Rauchertyp wird besonders stark von der Phantasiewelt der Zigarettenwerbung angesprochen, hat er doch in sich schon die ausgeprägte Anlage, das Leben wie einen Film zu sehen. So werden je nach momentaner Lebensstimmung die dazu passenden Marken ausgewählt.

Kommt dieser Raucher an Nichtraucher, die ihm andeuten, seine Angewohnheit nicht besonders zu schätzen, wird er sofort aus Rücksicht aufhören zu rauchen. Allerdings wird er es vorziehen, dort nicht mehr so schnell hinzugehen, weil da »irgendwie die Stimmung immer so komisch und kühl ist«. Bei diesem Rauchertyp hat die Zigarette Schutzfunktion und ist eine Hilfe, um seine Schüchternheit zu verbergen. Man hasst es, vor allem aber macht es Angst, im Mittelpunkt zu stehen oder auch nur gesehen zu werden. Der Rauch hüllt ein, ist sozusagen eine Tarnkappe, unter der man sich verstecken kann.

Die hohe Sensibilität, die hier anzutreffen ist, und die im übertragenen Sinne dünne Haut mit den damit verbundenen Abgrenzungsproblemen führen zum Griff zur Zigarette, um die innere Ruhe nicht ganz zu verlieren. Außerdem hilft die Zigarette, Gefühle und Empfindsamkeit zu verbergen. Es lässt sich beispielsweise kaum gleichzeitig weinen *und* rauchen. Auch wird mit dem Rauchen die generelle Angst vor der Welt und vor dem Leben kompensiert und vertuscht. Die enorme Schwierigkeit, Traum und Wirklichkeit in Einklang zu bringen, macht ein Ventil wie Rauchen für die daraus entstehende Frustration geradezu notwendig.

Dem entsprechenden Nichtrauchertyp ist es gleichgültig, ob geraucht wird. Jeder darf seinen eigenen Traum träumen.

Als Ersatzebene fürs Rauchen gibt es in diesem Fall folgende Möglichkeiten: mit Räucherstäbchen oder Duftlampen zu räuchern, mit Träumen zu arbeiten, aktive Imagination, Phantasiereisen, Meditation, Malen, am besten Aquarelle, Gedichte schreiben, Schwimmen, Filme anzuschauen, Batiken, Musikhören.

Als Therapien sind zu empfehlen: Musiktherapie, Aromatherapie, Bachblüten, Homöopathie, Geistheilung, Fußreflexzonentherapie, Fußbäder.

Kapitel 11

Die Behandlung des Rauchens

Umdenken für Raucher und Antiraucher

Nach allem Vorausgegangenen dürfte verständlich geworden sein, wie wenig es darum gehen kann, das Rauchen so schnell wie möglich loszuwerden, zu beseitigen oder auf irgendeine listige neue Art aus der Welt zu schaffen. Es lässt sich eben nichts so einfach aus der Welt schaffen. Und da Rauchen für den Raucher Sinn und meist Ventilcharakter hat, ist es natürlich nicht sinnvoll, dieses Ventil einfach zuzustopfen.

»Die Behandlung des Rauchens« ist auch nicht gleichbedeutend mit der »Behandlung des Rauchers«. Das Thema hat immer zwei Seiten und geht Raucher und Nichtraucher bzw. Antiraucher an. Die Basis jeder sinnvollen Behandlung dieses Themas ist das Weglassen aller Anklagen und Verurteilungen von beiden Seiten. Rauchen ist ein Symptom und keine böswillige Missetat, und Raucher verdienen Hilfe und Unterstützung, nicht Schadenfreude und Ablehnung. So wäre der erste und vielleicht schon schwierigste Schritt bei der Behandlung des Rauchens, ihm von allen Seiten den Status eines Symptoms einzuräumen. Das fordert von den Rauchern ihrerseits Mut und die Eigenehrlichkeit, sich die eigene Situation ohne Beschönigungen einzugestehen. Für jeden weiteren Umgang und jede etwaige Behandlung des Rauchens ist dieser Moment der ehrlichen Bilanz entscheidend. Aus der Deutung von Symptomen und Werbung lassen sich die eigenen Bedürfnisse erspüren, die im Rauchen gelebt werden. Auch die Angst vor bestimmten Symptomen kann ein persönliches Thema enthüllen. Falls ein Symptom oder die eigene Marke nicht besprochen wurden, kann sich deren Bedeutung doch aus den Analogien zu Ähnlichem ergeben. In der Typeneinteilung schließlich wird sich jeder Mensch finden, umfasst sie doch das ganze Spektrum der zwölf Archetypen. Zu dem entdeckten Haupttyp gehören sicherlich noch Anteile von anderen Typen, und einiges fällt dafür natürlich auch weg. Jedenfalls könnte sich hier die Grundlage ergeben, sich selbst als Raucher einzuschätzen und ehrlich zu betrachten.

Solch eine ehrliche Bilanz erfordert Zeit, und es wäre sicherlich gut, die eigenen Erkenntnisse schwarz auf weiß zu Papier zu bringen. Der erste Schritt könnte eine Stoffsammlung all jener Bedürfnisse sein, die das Rauchen für einen erfüllt. Eine gute Frage hierzu wäre: Was fehlt mir, wenn ich nicht mehr rauche? Im zweiten Schritt folgt die Ordnung dieser Bedürfnisse nach ihrer Wichtigkeit und

Bedeutung für einen ganz persönlich. Das schwerwiegendste Bedürfnis kommt so ganz oben links in der Hierarchie zu stehen, ein eher unwichtiger Nebenaspekt ganz unten links zum Schluss. Im dritten Schritt geht es dann darum, für das jeweilige Bedürfnis entsprechende Alternativen zu finden und dann rechts von dem Bedürfnis aufzuführen. Die Frage hierzu könnte lauten: Gibt es etwas, das mir dieses Bedürfnis genauso gut oder sogar noch besser als Rauchen befriedigen kann oder wenigstens in diese Richtung geht? Hier helfen die im Kapitel 10 angegebenen Ersatzebenen. Auch die speziell zu diesem Buch erschienene CD[19] kann wertvolle Dienste leisten, wenn es darum geht, die eigenen Bedürfnisse zu entdecken und stimmige Befriedigungsalternativen aufzutun.

Denn wann immer wir etwas in unseren Rauchgewohnheiten verändern wollen, ist es von ausschlaggebender Wichtigkeit, unsere Bedürfnisse trotzdem zu *befriedigen*. Nur wenn wir im wörtlichen Sinne Frieden mit ihnen halten, haben wir eine Chance auf dem Weg. Die Bedürfnisse an sich sind völlig in Ordnung, und wir wollen auf keinen Fall etwas gegen sie unternehmen. Hier liegt einer der Hauptgründe für das Scheitern so vieler Raucher-Entwöhnungsprogramme, erklären sie doch schon bald den Bedürfnissen hinter dem Rauchen den Krieg.

Wir wollen dagegen *mit* den Bedürfnissen arbeiten, sie sind die Pfunde, mit denen wir wuchern können. Dieser

---

19 Ruediger Dahlke: *Rauchen. Frei werden von Abhängigkeit*. CD mit Begleitbuch, Goldmann Arkana, München 2003.

Ansatz ist ein homöopathischer, bei dem es darum geht, mit Ähnlichem zu heilen und nicht allopathisch mit dem Gegenteil unser (Un-)Glück zu versuchen. Daraus folgt, natürlich nicht mit »positivem Denken« und sich daraus ergebenden Affirmationen gegen Bedürfnisse und Symptome zu Felde zu ziehen. Positives Denken ist der allopathische Aspekt in der Psychotherapie. Dabei werden Suggestionen gegen Probleme eingesetzt. Somit ist diese Art des Vorgehens denkbar ungeeignet zur wirklichen Lösung des Problems.

Eine Lösung im Sinne von Erlösung bedarf immer des homöopathischen Vorgehens, der Gegenpol führt dagegen zu Verschiebung, Verdrängung und bestenfalls für einige Zeit zu Symptomfreiheit. Für so lange genau, wie die entsprechende Energie braucht, um sich neue Wege nach draußen in die Sichtbarkeit und Spürbarkeit zu bahnen. Nicht einseitiges positives, sondern *ehrliches* Denken kann uns auf dem Weg zur Bewusstwerdung nutzen, denn das kennt *beide* Seiten der Wirklichkeit: Licht und Schatten.

Für den Raucher, der sich seinem Thema und seiner Lernaufgabe stellen will, ergeben sich zwei Möglichkeiten: Er kann bewusst und ehrlich weiterrauchen, oder er hört bewusst und ehrlich auf. Wobei erstere Möglichkeit sogar die aufwendigere und mehr Bewusstheit erfordernde ist. Auf alle Fälle sind beide Entscheidungen geeignet, unwürdiges, heimliches Rauchen und das Rauchen mit schlechtem Gewissen zu beenden. Wahrscheinlich sind diese so häufigen Varianten die gefährlichsten überhaupt. Denken wir nur an jene Untersuchungen, die belegen, das Rauchen der viel stärkeren Tabakzubereitungen schade den in ihrer Tradition verwurzelten Indianern gesundheitlich keineswegs. Selbst engagierte Antiraucher wie Schuh[20] müssen solche Ergebnisse akzeptieren, auch wenn sie dann manchmal die Ernährung als ausschlaggebende Erklärung für dieses Phänomen aus dem Hut zaubern. Darin zeigt sich lediglich der Unglaube an alles, was über die rein materielle Funktionalität hinausgeht.

Das entscheidend Schädliche am Rauchen ist tatsächlich unsere unbewusste bzw. mit schlechtem Gewissen verbundene Art. Diese aber wird gerade durch die beißende Kritik der Nichtraucher, der Medizin und der Medien noch verstärkt. Der Raucher verliert mit jedem gescheiterten Entwöhnungsversuch immer mehr den Respekt vor sich und kann doch nicht aufhören. Jetzt fallen die Hiebe der Kritik zunehmend in offene Wunden, und zu der sowieso schon erheblichen physischen Belastung durch das Rauchen kommt entscheidend auch noch der Effekt negativer Suggestion hinzu. Solche Raucher glauben längst an die Gefährlichkeit des Rauchens, nur kommen sie nicht los davon. Bei dem in seine Gemeinschaftsmuster integrierten, selbstverständlich rauchenden Indianer fehlt dieser Aspekt und damit nachweislich auch die gesundheitliche Gefährdung.

---

20 Lothar Schuh: *Alles über den »blauen Dunst«*: Ratgeber Rauchen. Edition Schangrila, Haldenwang 1985.

Da wir bei allem dazu neigen, nur die materielle, funktionale Ebene zu sehen – wie eben auch von Anbeginn beim Rauchen –, ist es typisch für uns, auch alle Maßnahmen auf diese Ebene zu beschränken. Nachdem wir seine Schädlichkeit nachgewiesen haben, bleibt dann nichts übrig, als das Rauchen ganz aufzugeben. Dass der Fehler auf einer ganz anderen Ebene liegt, ist unserem einseitig trainierten Verstand nur schwer zugänglich. Als wir das Rauchen bei den Indianern entdeckten, haben wir schon das Wesentliche daran übersehen, und wenn es jetzt darum geht, mit den Folgen dieser Entdeckung umzugehen, übersehen wir konsequenterweise wieder das Wesentliche. Tatsächlich sind wir dem Wesen des Rauchens noch gar nicht nahegekommen und haben folglich auch immer einseitig oder falsch (= fehlerhaft) geraucht. Jetzt haben wir also die Wahl, diese unverstandene Sitte wieder unverstanden aufzugeben oder sie vielleicht schlussendlich doch noch zu verstehen. Dann könnten wir sie, ohne Schaden zu nehmen, in veränderter Form auch beibehalten.

Gelänge es uns, das Rauchen zu dem zu machen, was es traditionell bei seinen Entdeckern, den Schamanen, war, so wäre es auch für uns gesundheitlich harmlos. Das mag für einen Materialisten völlig absurd klingen, und doch ist es so; offenbar, weil die Wirklichkeit doch nicht rein materialistisch ist. Natürlich bleiben all die Schadstoffe auch beim rituellen Rauchen der Schamanen erhalten. Offensichtlich brauchen sie aber, um in Körper und Seele Schaden anrichten zu können, zusätzlich die geistig-seelische

Schadensbereitschaft des Menschen. Hier mag auch die Erklärung liegen für jene wenigen, aber vielzitierten Neunzigjährigen, die zeitlebens geraucht haben – wie etwa der deutsche Exkanzler Helmut Schmidt. Die innere Haltung ist der entscheidende Punkt, nicht die Menge an Nikotin und Teer, die typischerweise bei uns im Mittelpunkt steht. Es geht in (der) Wirklichkeit nie allein um Quantität. Qualität ist bei allem ein ebenso entscheidender Faktor.

Das Rauchritual: Der Heimweg des Rauchers

Eine kleine Rauchepisode aus einer Psychotherapie mag dieses Thema bildhaft erhellen. Als ich vor Jahren begann, Rauchern statt Abstinenz ein Rauchritual dreimal am Tag vorzuschlagen, machte ich eine verblüffende Erfahrung. Ein süchtiger Kettenraucher, der es nach eigenen Angaben auf zirka 100 Zigaretten pro Tag brachte und kaum zwei Stunden Psychotherapie ohne Nikotin überstand, berichtete, selbst völlig erstaunt, wie ihm bei diesem bewussten Rauchen richtig schlecht würde, fast genau wie 30 Jahre zuvor bei seiner allerersten. Inzwischen verblüfft mich diese Erfahrung längst nicht mehr. Es liegt ein himmelweiter Unterschied zwischen 100 unbewusst und einer bewusst gerauchten Zigarette. Die eine bewusste kann tatsächlich mehr auslösen. Rein materialistisch betrachtet ist so etwas natürlich unmöglich. Wer 100 verträgt, müsste auch eine vertragen können. Aber völlig materialistisch lässt sich eben nichts im Leben erklären, das Leben selbst schon nicht.

Was wird uns begegnen, wenn wir nun das Rauchen zu einem Vehikel der Bewusstwerdung und inneren Reifung machen? Dazu müssen wir uns zuerst einmal wirklich zurück an den Anfang begeben, zu jenen Eroberern, die mit dem indianischen Rauchen konfrontiert wurden. Der Adjutant von Sir Walter Raleigh hatte so unrecht nicht, als ihm die bessere Gesundheit der Indianer auffiel. Noch heute kann man dieselbe Entdeckung machen bei jenen immer weniger werdenden Indianern am Amazonas, soweit sie noch ganz abgeschieden für sich leben. Der verständliche Fehlschluss lag damals in der Annahme, das Rauchen an sich sei dafür verantwortlich. Tatsächlich war es aber eher die Art des Rauchens und des Lebens generell.

Der wesentliche Unterschied zwischen uns und den damaligen Indianern liegt nicht nur darin, wie viel mehr wir tun als sie, sondern auch darin, mit wie viel weniger Bewusstheit wir dieses Mehr bewältigen. Mit dem heutigen Abstand betrachtet erscheint der Indianer, der den Eroberern als Faulpelz und naiver Kindermensch erscheinen musste, manchmal beinahe als Weiser, fast wie ein Zen-Meister. Damals konnten wir es noch nicht erkennen, aber heute dämmert uns die Weisheit in ihren kindlichen Aussagen: »Erst wenn der letzte Baum gerodet, der letzte Fluss vergiftet, der letzte Fisch gefangen ist, werdet ihr feststellen, dass man Geld nicht essen kann.« Wir haben uns heute alles so kompliziert und bemerken erst ganz langsam wieder die Kraft und Wahrheit in der Einfachheit.

»Was ist das Geheimnis deiner Verwirklichung?«, fragten die westlichen Schüler den Zen-Meister. »Wenn ich sitze, sitze ich, wenn ich esse, esse ich, wenn ich gehe, gehe ich«, antwortete er. »Das kann nicht sein, das tun wir auch!«, entgegneten sie. »Nein«, sagte er da, »wenn ihr sitzt, denkt ihr schon ans Aufstehen, wenn ihr aufsteht, schon ans Gehen, und während ihr geht, schiebt ihr euch schon ein Sandwich zwischen die Zähne.« In diesem Sinne rauchten die Indianer, wenn sie rauchten. Wir aber denken dabei an alles Mögliche, tun auch alles Mögliche parallel, vom Telefonieren über Diskutieren bis zu Arbeiten und Fernsehen. Die indianische Lösung wäre so einfach: rauchen, wenn wir rauchen. Das aber ist zu einfach für so komplizierte Wesen, wie wir es geworden sind. So wird es notwendig, einigen Aufwand um die Einfachheit zu machen, um ihr wieder Attraktivität zu verleihen. Wir könnten das »Zen in der Kunst des Rauchens« nennen und eigene Kurse dafür einrichten. Oder wir könnten natürlich warten, bis entsprechende Studien über diese Art des Rauchens vorliegen. Wenn wir aber wachsen wollen und, anstatt reif für den Infarkt, lieber innerlich reif werden wollen, kommen wir letztlich doch nicht um die sang- und klanglose Einfachheit herum: uns einfach hinzusetzen und einfach nur zu genießen, wenn wir genießen, nur zu entspannen, wenn wir entspannen, und nur zu rauchen, wenn wir rauchen.

Eigentlich ist damit das Wesentliche über die Behandlung des Rauchens gesagt, doch sollten wir uns keine allzu großen Illusionen machen: Wir sind auf alles mehr vorbereitet als auf das Wesentliche. Und so wollen wir uns erst ein wenig darauf einstellen, bevor wir das Rauchen wieder zu dem machen, was es ursprünglich war: ein Ritual. Und als Ritual hat es auch in der individuellen Geschichte meist begonnen, nämlich als Pubertäts-(Ersatz-)Ritual. Schon früher war klargeworden, wie wenig Menschen ohne Rituale (über-)leben können. Jede Religion kennt Rituale und nutzt sie, um den Gläubigen Kontakt zu anderen, mehr oder weniger transzendenten Ebenen zu ermöglichen. Hierzu verwenden viele Religionen auch Genussmittel bzw. Drogen, die Indianer verschiedene Pilze und Kräuter, wie eben Tabak, die Christen Alkohol und Weihrauch. Für den Normalgebrauch werden diese Genussmittel dann von der betreffenden Religion gern tabuisiert, wohl um das Privileg für die entsprechenden Erfahrungen für sich zu erhalten, aber sicherlich auch, um den notwendigen rituellen Rahmen garantieren zu können. Wenn wir also zurück zu den Wurzeln des Rauchens wollen, müssen wir selbst für den rituellen Rahmen Sorge tragen und ihm eine ähnliche Bedeutung beimessen, wie die Religionen es taten.

Auch der nächste Schritt ist ziemlich logisch. Man hat nur dann von einer Sache etwas, wenn man auch *bei der Sache* ist. Wer würde schon ins Theater gehen und dabei seine Steuererklärung machen, in der Oper über seine Arbeit nachsinnen oder im Kino schlafen! Wenn man schon Eintritt bezahlt, will man im Allgemeinen auch etwas davon haben. Das aber gilt logischerweise auch für die Zigarette: Wer etwas von ihr haben will, muss sich ihrer bewusst werden. Für den nikotinsüchtigen Raucher ist dieses Argument natürlich nicht ausreichend. Er bekommt sein Giftquantum auch nebenbei ab. Allerdings wäre selbst für ihn das Rauchritual ein guter Rückweg zu jenen frühen Zigaretten seiner Karriere, als er auch noch mehr aus Lust denn aus Frust rauchte. Dem reinen Prestigeraucher, der nicht selten auch in Theater oder Oper aus Prestige sitzt, ist mit dem Rauchritual nicht so leicht zu helfen. Allerdings liegt in dieser Art des Lebens viel Unbewusstheit über das Wesen des Lebens, und ein Rauchritual könnte auch hier Wunder wirken – nur ist der Weg dahin in diesem Fall noch etwas weiter. Hier wäre andererseits auch jede bewusste Handlung, die gesellschaftlich nichts bringt, bereits Therapie.

Für das Gros der verschiedenen Rauchertypen aber liegt in der Bewusstheit des Genussrituals ein und sogar der Schlüssel. Für sie beginnt hier der Rückweg zu den Anfängen des Rauchens, und am Anfang können sie sich in aller Ehrlichkeit noch einmal entscheiden: Bringt es mir etwas, will ich diese Rauchrituale zu einem Teil meines Lebens machen, den ich von ganzem Herzen bejahen kann und an dem ich wachsen will? Lässt sich diese Frage bejahen, hat man den Vorteil, mittels des Rituals seine im Rauchen bisher unbefriedigten Bedürfnisse weiterhin, aber im bewussten Rahmen befriedigen zu können. Je mehr Zigaretten man aber bewusst genießt, desto weniger muss geraucht werden. Die schon vertrauten Urprinzipien der Venus und des Neptun werden so tiefgehend im Rauchritual befriedigt, wenn man ihnen bewusst opfert, und es fällt relativ leicht, sich auf drei Ritualzigaretten zu beschränken. Für diese drei Gelegenheiten findet man praktisch immer Zeit. Und diese drei können einem andererseits körperlich und seelisch nicht wirklich schaden. Im Gegenteil: Der bewusste, meditative Akt wird auf dem Entwicklungsweg sogar nützen wie jedes bewusste Exerzitium. Stellt man aber fest, wie jener schon erwähnte Kettenraucher, wie viel Unwohlsein das bewusste Rauchritual beherrscht, kann man mit dem Rauchen an diesem Punkt besonders leicht aufhören und sich Ebenen suchen, auf denen die im Rauch gelebten Prinzipien und Muster ebenfalls erlöst werden. Der Rückweg zu den eigenen Wurzeln ist im Übrigen ein Urmuster, das in vielen Märchen und Mythologien eine zentrale Rolle spielt wie auch in den Religionen. Es drückt sich sowohl im Gleichnis vom verlorenen Sohn als auch in jenem Christus-Satz aus: »So ihr nicht umkehret und wieder werdet wie die Kinder, das Himmelreich Gottes könnt ihr nicht erlangen.« Für den Raucher bringt dieser archetypische Weg über das Ritual die Chance, vom unbewussten Gewohnheitstier zum bewussten Menschen zu wachsen. Unser Leben ist sowieso eine Kette von Ritualen, die zu Gewohnheiten verkommen sind; vom Händewaschen vor dem Essen, dem Händeschütteln bei der Begrüßung bis zum zweimaligen Nachschauen, ob die Autotür auch abgeschlossen ist. Als Gewohnheiten sind diese Handlungen sinnlos; geben wir aber Bewusstheit hinein, werden sie wieder zu Ritualen. Selbst das Händewaschen vor dem Essen ist vom wissenschaftlich-hygienischen Standpunkt aus eher fragwürdig. Um Hände wirklich sauber zu bekommen, müsste man sie wie ein Chirurg zehn Minuten unter sehr heißem Wasser bürsten, sie dann unter hochprozentigem Alkohol waschen, und dann wären sie immer noch »so unsauber«, dass sterile Gummihandschuhe anzuziehen wären.

Der Unterschied zwischen einem Ritual und einer Gewohnheit liegt tatsächlich »nur« in der Bewusstheit. Der mexikanische Schamane Don Juan, den Carlos Castaneda bekannt machte, teilt die Menschen in drei Gruppen ein, die den kleinen Unterschied sehr gut verdeutlichen. Die erste und größte Gruppe nennt er »das Wild«. Es lebt ausschließlich aus Gewohnheiten heraus und ist deshalb gut berechenbar von der zweiten, kleineren Gruppe, den »Jägern«. Die Jäger sind schon so bewusst, die Gewohnheiten des Wildes zu durchschauen und ihm, etwa an Wildwechseln, aufzulauern; aber auch sie haben noch Gewohnheiten. Die höchste Stufe bildet die verschwindend kleine Gruppe der »Krieger«. Ein Krieger ist völlig bewusst, d.h., er hat keine Gewohnheiten mehr, sein Leben ist zum Ritual geworden. Das macht ihn so stolz, dass er sich vor niemandem mehr beugt, und so demütig, dass er niemandem erlaubt, sich vor ihm zu beugen. In diesem Sinne führt das

Rauchritual auf den Weg des Kriegers, der Krieg richtet sich gegen die Gewohnheiten, und das Ziel ist die Freiheit des bewussten Lebens als Ritual. So haben sich für etwas so Einfaches doch noch anspruchsvolle Worte gefunden.

Die Macht der Gewohnheit und des Rituals

Wir haben heute durch die Erforschung so vieler archaischer Kulturen eine Fülle von Material über ihre Rituale und eine Vielzahl von Berichten über die damit verbundenen erstaunlichen Kräfte und wundervollen Begebenheiten. Wenn Spieße durchs eigene Fleisch getrieben und anschließend, ohne Narben zu hinterlassen, wieder herausgezogen werden, muss offensichtlich eine uns unerklärliche Kraft im Spiele sein. Aus vielen ähnlichen, heute auch filmisch festgehaltenen Erfahrungen wissen wir um die Macht solcher Rituale, ohne diese deshalb erklären zu können.

Tatsache ist jedenfalls, sie wirken. Selbst in unserer Kultur haben wir Beispiele für die Verbundenheit, die Rituale schaffen, wenn wir etwa an die katholische Kirche denken und ihr die fehlende Ritualistik der protestantischen Kirchen gegenüberstellen. Offenbar hat das über Jahrhunderte gleich gebliebene katholische Ritual die Kraft dieser Glaubensgemeinschaft bewahrt, während die rationalen Predigten der Protestanten dazu weit weniger in der Lage waren.

Mit der Theorie der morphogenetischen Felder hat der englische Biologe Rupert Sheldrake[21] uns eine Erklärung für diese Phänomene an die Hand gegeben. Er hat Felder entdeckt, die unsere Wirklichkeit gestalten, ohne dabei auf ursächlichen Wirkungen aufzubauen. Solche Felder können Lebewesen über beliebige Entfernungen verbinden, und sie haben dabei die Tendenz, dies umso deutlicher zu tun, je ähnlicher das Lebensmuster der betreffenden Tiere oder Menschen ist. Außerdem gewinnen die morphogenetischen Felder mit jedem neuerlichen Vollzug eines Musters größere Macht. Hier liegt mit Sicherheit der Schlüssel zu jener schon sprichwörtlichen Macht der Gewohnheit. Ein häufig wiederholter Bewegungsablauf bekommt mit jeder Wiederholung ein stärkeres Feld, das seinerseits weitere Wiederholungen erleichtert und fördert und dabei zugleich die eigene Kraft vergrößert. Folglich werden über diesen Mechanismus Gewohnheiten sich selbst verstärken und erhalten. Nach einiger Zeit ist es enorm schwer, aus diesem Feld wieder auszubrechen – je länger es besteht, desto schwieriger wird es. Eine Gewohnheit oder ein Ritual, die über sehr lange Zeit vollzogen worden sind, haben folglich ein starkes Feld aufgebaut, das zu verlassen schwerfällt.

Eine weitere Eigenschaft dieser Felder scheint zu sein, auch mit der Bewusstheit, mit der sie gespeist werden, an

---

21 Rupert Sheldrake: *Das schöpferische Universum. Die Theorie des morphogenetischen Feldes.* Meyster, München 1983.

Kraft zuzunehmen. So sind Fälle bekannt, wo sogenannte Primitive, die aus dem Lebenskreis ihres Volkes ausgestoßen wurden, daran tatsächlich zugrunde gingen, obwohl es ihnen rein äußerlich an nichts mangelte. Archaische Völker leben oft so sehr aus diesem schon von den Vorfahren aufgebauten Kraftfeld, dass sie die Abnabelung von dieser urwüchsigen Kraft gar nicht überleben.

Die Existenz solcher Felder hat für uns einige wichtige Konsequenzen. Einmal muss uns klar sein, wie uns diese Felder auf dem Weg der Bewusstwerdung und beim Ausstieg aus der persönlichen Drogen-Szene erst einmal hindernd begegnen. Wo es gilt, um der Bewusstwerdung willen mit Gewohnheiten zu brechen, heißt es auch, die damit verbundenen morphogenetischen Felder zu brechen. Je länger diese aber Zeit hatten, sich aufzubauen, desto mächtiger und natürlich schwerer zu brechen sind sie: Es ist viel leichter, das mit 14 Jahren begonnene Rauchen mit 15 wieder aufzugeben als mit 50. Das Feld, das einem nach 36 Jahren gegenübersteht, ist nicht mit dem einjährigen zu vergleichen. Natürlich spielt auch die Zahl der Zigaretten pro Tag eine nicht unerhebliche Rolle. Den 7300 Zigaretten nach einem Jahr stehen nach 36 Jahren 241 800 gegenüber – bei 20 pro Tag. Da aber das Feld mit jeder weiteren stärker geworden ist, geht der Effekt weit über die reinen Zahlen hinaus. Je mehr und je länger geraucht wurde, desto festgefügter und schwerer zu verlassen ist dieses Muster, umso größer sind aber auch die Leistung und der Effekt für die Bewusstheit, wenn es dann geschafft ist.

Die zweite Konsequenz besagt, der Aufbau eines neuen Rituals und damit eines morphogenetischen Feldes braucht (seine) Zeit. Am Anfang ist es nicht leicht, weil man noch keinerlei Unterstützung aus dem noch gar nicht vorhandenen Feld ziehen kann. Mit jedem Mal aber wird es leichter, und man gewinnt zudem an Wirkung und Kraft. *Der erste Schritt ist der schwerste.* Wenn das Eis erst gebrochen ist, geht es immer leichter. Diese und ähnliche Sprachwendungen, wie auch »Aller Anfang ist schwer«, verdeutlichen, wie das Wissen um diese Felder in den sprachlichen Erfahrungsschatz längst Eingang gefunden hat.

Eine weitere Konsequenz der morphogenetischen Felder für unser Rauchritual-Projekt könnte darin liegen, sich mit Gleichgesinnten zu verbünden. Jeder, der den Entschluss der Wandlung positiv mitträgt, kann uns bzw. dem aufzubauenden neuen Feld Energie und Kraft geben. Dass 100 im Gleichschritt Marschierende mehr Kraft entwickeln als 100 Spaziergänger, gehört zu unserem alltäglichen Wissen und ist so ausgeprägt, dass es jeder Brücke gefährlich werden kann. Wer schon einmal eine Meditationsgruppe erlebt hat, kennt den Effekt ebenfalls. Es ist so viel leichter und wirkungsvoller, wenn 50 zusammen meditieren als ein Mensch allein zu Hause.

Nachdem wir nun wissen, was wir von der Macht der alten Gewohnheiten zu erwarten haben und wie wir neuen Ritualen zu Macht verhelfen können, noch ein Blick auf jene schattenhaften Rituale, die sich in jedem Leben herumtreiben. Die Zigarette nach dem Essen wäre so ein halbbewusstes Ritual, an dem sich gut anknüpfen ließe. Wenn diese fest mit dem Tagesablauf verwachsene Gewohnheit sowieso besteht, ist sie gut für den neuen Weg zu nutzen, und dieser Zeitpunkt bietet sich für eines der drei bewussten Rauchrituale an. Dann kommt den Betroffenen die ganze Kraft des schon aufgebauten morphogenetischen Feldes zugute. Auch Pausenzigaretten und solche zur Belohnung an markanten Punkten des Tages bieten sich als Zeiträume für das rituelle Vorhaben an. Allerdings ist es wichtig, sich ganz klarzumachen, es geht nun um etwas qualitativ völlig Neues und nicht etwa nur um den quantitativen Schritt von 30 zu drei Zigaretten. Diese quantitative Verringerung ergibt sich erst sekundär und konsequent aus der qualitativen Veränderung: Eine mit jedem Zug genossene Zigarette ist eben mehr als zehn unbewusst verqualmte.

Tatsächlich handelt es sich um ein sehr anspruchsvolles Ritual, das gut einige Vorbereitung vertragen kann. So mag es förderlich sein, sich immer denselben Platz auszuwählen und ihn entsprechend vorzubereiten, etwa indem man ganz bewusst eine Kerze anzündet, vielleicht auch ein Räucherstäbchen, und auf diese Weise die neptunische Atmosphäre betont. Die Lieblingsmusik im Hintergrund kann das Vorhaben von der venusischen Seite her fördern, vielleicht auch eine gewisse Dämpfung des Lichts. Neben der Qualität des Raumes ist die der Zeit entscheidend. Diese zehn Minuten sollten ausschließlich einem selbst und der geliebten Zigarette gehören; was Telefon und

Hausglocke und alle anderen Wichtigkeiten außer Reich- bzw. Hörweite verbannen sollte. Besonders günstig und erleichternd ist es auch, wenn das Ritual immer zu festen Zeiten stattfindet, also zum Beispiel immer um 9.00 Uhr, 13.00 Uhr und 19.00 Uhr.

Nach dem rituellen Rahmen, der von großer Wichtigkeit ist, nun zum Kern des Rauchrituals: Tatsächlich handelt es sich um ein durchaus altes, wenn wir an die Herkunft aus der indianischen Tradition denken, sogar altehrwürdiges Ritual. Im Rahmen der westlichen Tradition können wir es auch als alchemistischen Prozess betrachten, wo das Feste flüchtig gemacht wird durch einen klassischen Kalzinationsvorgang. Der Körper der Pflanze wird verascht, und dabei wird im Aroma ihre Seele frei.

Die einfache, naturnahe Symbolik der Vorgänge ist allerdings auch ohne alle spirituelle Theorie auf der Grundlage der alten Lehre der vier Elemente leicht durchschaubar. In ihrem jungfräulichen Zustand symbolisiert die Zigarette in ihrem Materieanteil das Erdelement, in der Feuchtigkeit des Tabaks das Wasser. Hinzu tritt nun mit dem Feuer ein männliches Element, und durch seine Kraft wandeln sich Erd- und Wasserelement in das zweite männliche Element, die Luft, um. So wird Weibliches, Erdverbundenes in Männliches gewandelt und himmelwärts befördert. Auf der Ebene der Formsymbolik ergibt sich ein gegenläufiger Prozess. Die Zigarette, aber auch Zigarre und Pfeife haben phallisch männliche Form, und diese wandelt sich im Rauchprozess in die weichen, weiblichen

Formen und Muster der Rauchwolken. Etwas poetischer könnte man sagen: In der männlichen Form verbirgt sich das Weibliche, und wenn es sich ins Männliche wandelt, nimmt es weibliche Formen an. Das klingt nicht nur beinahe taoistisch, es ist tatsächlich ein symbolisch sehr schönes Abbild des ewigen Musters und damit ein Ritual der Polarität.

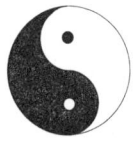

Das Symbol für das Tao in der chinesischen Philosophie: Schwarz repräsentiert das weibliche (Yin), Weiß das männliche Prinzip (Yang).

Hinzu kommen noch so bedeutungsschwere Momente wie das Entzünden des Feuers, das Spiel mit dem Feuer auch, in dem nicht nur die kollektiven Mythologien von Loki und Prometheus mitschwingen, sondern auch die eigene persönliche Geschichte vom Spiel mit dem Feuer und allen damit verbundenen Wagnissen.

Tatsächlich kann bei solch einem Ritual auch die ganz konkrete Situation der eigenen ersten Zigarette wieder erlebt werden. Auch andere, besonders wichtige Zigaretten der eigenen Lebensgeschichte können auftauchen, denn das Ritual verlässt die Zeitachse und hat die Tendenz, in den Augenblick zu führen. Für die Alten war das Feiern eines Rituals, wie etwa der Wintersonnenwende oder *Weih*nacht, nicht die nostalgische Erinnerung an früheres Geschehen, sondern alles geschah jetzt tatsächlich, so wie ja auch das Licht ganz konkret von da ab seinen Siegeszug durch das Jahr antrat. Ein Ritual hat im Augenblick des Hier und Jetzt seinen eigenen Zeit-Raum, weshalb es auch so viel erfüllender und gewaltiger sein kann als alles quantitative Bemühen.

Natürlich wird es anfangs ungewohnt und daher unvertraut für moderne Menschen sein, aber es liegt eine große Chance darin, die weit über das gesundheitliche Rauchproblem und seine Symptome hinausführen kann. Das für einen persönlich beste Rauchritual ergibt sich aus den eigenen Zeiträumen und -punkten und den eigenen Vorlieben. Wichtig ist, sich tatsächlich auf drei Rituale und nicht auf 30 festzulegen. Es ist anfangs schwierig genug, die Bewusstheit für drei Rituale aufzubringen. Und wem das erst einmal gelingt, der findet wahrscheinlich ganz andere Aufgaben in seinem Leben, als es nun ausgerechnet mit weiteren 27 Rauchritualen restlos auszufüllen. Anfangs ist es sogar enorm schwer, überhaupt die drei durchzuhalten und wirklich mit den Gedanken immer ganz beim Rauchen und dem damit verbundenen Genuss zu bleiben. Sobald man nämlich mit den Gedanken von dem Gefühl des Rauches in Mund und Lunge, von seinen Figuren in der Luft usw. abdriftet zu irgendwelchen Gedanken, die gar nichts mit dem Rauchen zu tun haben, ist es Zeit, sich einzugestehen: Die Rauchzeit ist vorüber, und es ist Zeit aufzuhören. Offenbar hat man schon genug genossen. Dann ist es Zeit, das Ritual ganz formal mit dem Löschen der Zigarette zu beenden. Inhaltlich haben die ritualfremden Gedanken es sowieso schon beendet, lebt ein Ritual doch ausschließlich von der Bewusstheit. Und bald gibt es ja ein neues Rauchritual, und auch die Freude darauf lohnt genossen zu werden.

Gelingt es jemandem überhaupt nicht, bei seinem Ritual zu bleiben, so ist vielleicht das Ritual noch nicht gut genug auf die eigenen Bedürfnisse abgestimmt. Haben etwa bisher Zigaretten die Gemütlichkeit gefördert, ist es eben wichtig, für das Ritual eine gemütliche und kuschelige Atmosphäre zu schaffen. Waren die Glimmstängel konzentrationsfördernd im Einsatz und hat sich die Konzentration inzwischen gedanklich an Rauch und seine phantastisch kreativen Figuren gekoppelt, so mögen Räucherstäbchen oder Kerzen tatsächlich wichtig sein und darüber hinaus auch den glimmenden Konzentrationspunkt gekonnt ersetzen. Ging es vor allem um Aroma und Genuss, ist vielleicht eine Duftlampe mit den verschiedensten möglichen Duftnoten angezeigt und die entsprechende Beleuchtung und Musik. Es ist anfangs gut, immer dieselbe Musik zu nehmen, aber diese wiederum kann, dem ureigenen Geschmack entsprechend, von Liebesballaden bis zu getragener Meditationsmusik reichen. Waren die Zigaretten mehr zur Entspannung im Einsatz, wird es förderlich sein, sein Rauchritual mit einer Entspannungsübung zu beginnen, die schon bekannt ist, oder aber mit einer Entspannungs-CD, die einem besonders liegt. Geeignet wäre etwa die Elemente-Meditation »Luft-Wasser-Feuer-Erde« und hier besonders der Luft-Teil. Standen Auflehnung und Gehorsamsverweigerung gegenüber Autoritäten als Motor hinter dem Rauchen, mag es gut sein, einmal den Mut aufzubringen, an einer Protestdemonstration teilzunehmen und sich die Wut aus dem Leibe zu schreien oder Brandbriefe zu schreiben, dem Chef »den Marsch zu blasen« anstatt nur Kringel in die Luft. Erst nach einer solchen Befreiungsaktion mag die für das Ritual notwendige innere Ruhe einkehren.

War Stressabfuhr das bisherige Hauptanliegen, können entsprechende Körperübungen eine gute Vorübung bieten, etwa die Holzhackerübung oder ein paar Minuten ausgelassenes Schattenboxen mit dem vorgestellten möglichen Gegner, wie etwa dem Chef usw., oder die kultiviertere Form des chinesischen Schattenboxens, T'ai Chi Ch'uan. Ein paar Minuten ausgelassenes Tanzen oder Singen mögen den Stress lösen – oder eine CD wie »Vom Stress zur Lebensfreude«. Hatte die Zigarette Belohnungscharakter, wäre an die CD »Selbstliebe« zum Einstieg ins Ritual zu denken.

Bei diesen Vorübungen sind der eigenen Kreativität keine Grenzen gesetzt. Trotzdem mag es hilfreich sein, sich auf die in Kapitel 10 angegebenen alternativen Möglichkeiten zu stützen und das eigene Ritual samt Vorbereitung und Rahmen zu erschaffen. Diese können sich natürlich auch zusätzlich während des übrigen Tages als hilfreich erweisen. Wir brauchen uns nur daran zu erinnern, wie sehr Rauchen selbst Ersatz für so manches war, und genauso natürlich lässt es sich selbst ersetzen. Allerdings müssen die Alternativen in ihrer urprinzipiellen Symbolik stimmen. Solange das der Fall ist, lassen sich die Rauchbedürfnisse gut und befriedigend umwandeln. Allerdings ist auch dabei die Hürde des ersten Schrittes zu nehmen und das alte Muster zu brechen, noch bevor das neue aufgebaut ist.

Die Ersatzebenen werden noch wichtiger für diejenigen, die sich entschließen, bewusst gar nicht mehr zu rauchen. Auch das ist möglich und sogar leichter, weil der Schritt zum Rückfall erschwert wird, da die Zigaretten mit all ihren Accessoires des häuslichen Feldes verwiesen werden. Wer sich zum Rauchritual entschließt, ist dagegen weiterhin von Zigaretten und dem zugehörigen Feld umgeben. Wer allerdings auf diese Art zum bewussten Genussraucher wird, hat den größeren Schritt in die Freiheit getan, er hat sich und seinem Körper bewiesen, wer der Herr im Hause ist und die Marschroute bestimmt.

Die sogenannte Endpunktmethode nach dem Motto »Punkt, aus und Schluss!« ist leichter, da sie dem Rückfall und der Versuchung durch jede Zigarette wirksamer vorbeugt. Aber beide Wege sind vielversprechend, wenn sie auf ehrlicher Basis begangen werden. Bei der Endpunktmethode sind die sogenannten »Ersatzbefriedigungen« noch wichtiger. Dieses Wort hat bei uns zu Unrecht einen negativen Beigeschmack bekommen, es klingt nach »nur« Ersatz. Dabei sollten wir uns klarmachen, wie sehr auch die Zigarette »nur« Ersatz war und eigentlich jede Befriedigung innerhalb der polaren Welt Ersatzcharakter haben muss. Alles, was wir in der Welt der Gegensätze erreichen können, wird uns nur relativ befriedigen und nur relativ glücklich machen. Es bleibt notgedrungen nur Ersatz für die Erfahrung der Einheit. Wer sich also entschieden hat, seine berechtigten Bedürfnisse in anderen als den Rauchebenen zu leben, wird besonders darauf achten müssen, befriedigt und damit in Frieden zu bleiben. Dabei mögen ihm das gesparte Geld und die gesparte Zeit zu Hilfe kommen und Möglichkeiten für bisher im Leben zu kurz Gekommenes, aber seit langem Ersehntes eröffnen. Alte Kindheits- und Jugendträume, von der echten Abenteuerreise bis zu einem naturverbundenen Leben auf dem Lande, können sich da melden – oder auch das Bedürfnis, aus seinem Leben wirklich etwas Besonderes zu machen. Auch eine Portion Mut mag frei werden, wenn man sich zu dem Schritt durchringt, die guten alten Glimmstängel aufzugeben. Mit dem Aufgeben der alten Abhängigkeit mag das Bedürfnis nach Bindung an neue Freunde auftauchen, verbunden mit dem Mut, von sich aus Kontakt aufzunehmen, sympathische Leute ruhig mal anzusprechen. Der eigene Erfindungsreichtum kann sich in solchen Zeiten des Umbruchs durchaus entwickeln, und mit den engen Grenzen des Raucherdaseins fallen auch gerne und leicht andere Grenzen dem neuen Schwung zum Opfer.

Umstiegshilfen:
Vom Fasten bis zur Tiefenentspannung

Ob man sich für den Weg der Rituale oder die Endpunktmethode entschieden hat, für beide gibt es eine ideale Einstiegsmethode: das Fasten. Selbst für diejenigen, die sich insgeheim oder ganz offen entschieden haben, wie bisher unbewusst weiter zu rauchen und anstelle von sich selbst ihr schlechtes Gewissen weiterzuentwickeln, liegt hier noch eine Chance. In der bewussten Enthaltung aller Nahrung liegt eine große Chance für die eigene Entwicklung und die wohl beste Möglichkeit, in einen neuen Lebensabschnitt umzusteigen. Wenn man sich für einen definierten Zeitraum, am besten wenigstens eine Woche, aller Essgenüsse enthält, wird man die echten Bedürfnisse im venusischen und in anderen Bereichen sehr bald wieder spüren.

Fasten ist außerdem eine ideale Zeit der inneren Einkehr und des Bilanzmachens. Es konzentriert alle Kräfte innen und eröffnet neue Ausblicke nach draußen. Da es im Übrigen wie keine andere Methode geeignet ist, Körper und Seele von alten, überlebten Schlacken zu reinigen, ist es auch der ideale Abschluss nach einer längeren Rauchphase. Der Organismus bekommt so die Chance, Gifte aus dem Gewebe zu mobilisieren und auszuscheiden, die Seele hat die Möglichkeit, parallel dazu mit einseitigen Programmen und alten Problemen fertig zu werden. Durch die enorme Regenerationskraft des Organismus im Fasten wird auch der starke Raucher sehr schnell eine Wiederkehr der ihm von Natur aus zugedachten Sinnesfähigkeiten erleben. Besonders Geschmacks- und Geruchssinn werden wieder feiner und erleichtern sowohl den totalen Ausstieg aus dem Rauchen als auch den Umstieg ins Genussritual.

Für die Regeneration der besonders gefährdeten Organe Herz, Kreislauf und Lunge gibt es zudem keine bessere

Möglichkeit. Tatsächlich ist es für solch eine Regenerationsanstrengung nie zu spät. Bei starken Rauchern dauert es normalerweise fünf Jahre, bis ihre überdurchschnittliche Infarktgefährdung wieder bei durchschnittlichen Werten liegt. Was die Lungenkrebsgefahr angeht, sind allerdings zehn Jahre totaler Rauchabstinenz zu veranschlagen, um zum Durchschnittsrisiko zurückzukehren. Fasten, und besonders regelmäßiges Fasten, kann diese Zeiträume noch deutlich verkürzen und die Regeneration gerade in belasteten Bereichen enorm vertiefen.

Darüber hinaus ist in einer Zeit des Überflusses und der Überfülle in allen Bereichen des Lebens die Fastenzeit als Gegenpol von grundsätzlichem Wert für die Rückbesinnung auf die tieferen Wünsche und Erwartungen dem Leben gegenüber. So wie der Körper in die Lage versetzt wird, für sich wieder zum rechten Maß zurückzukehren, bekommt auch die Seele Gelegenheit, ihrer Mitte näher zu kommen. Während der Fastenzeit bestimmen sich häufig die eigenen Ziele und Werte neu, und tiefere Fragen nach dem Lebenssinn tauchen auf. Das Umfeld des eigenen Lebens wird klarer wie auch die eigene Funktion in der (Um-)Welt. So mag sich etwa die Frage stellen: Rauchen die Schlote am Horizont, damit wir wie die Schlote rauchen können, oder rauchen wir etwa wie die Schlote, damit die Schlote der Fabriken weiterrauchen?

Natürlich hat Fasten für all jene, die bei der Rauchumstellung Gewichtsprobleme auf sich zukommen sehen, den zusätzlichen Vorteil, hier einen gewissen Vorsprung herauszuholen. Allerdings sollte bei einer Fastenkur zum Zwecke der Lebensumstellung die Bedeutung der Gewichtsabnahme eher in den Hintergrund treten. Im Wesentlichen geht es hier um den bewussten Umgang mit Körper und Seele und jene viel tieferen Chancen, die in solch einem Exerzitium liegen. Für den Beginn mit den Rauchritualen jedenfalls gäbe es auch vonseiten des gemeinsamen Exerzitiencharakters keinen besseren Einstieg. Hat man außer den rauchbedingten Symptomen keine weiteren, die eine ärztliche Behandlung erforderlich machen, kann man gut für sich allein zu Hause fasten. Ist man ohnehin in ärztlicher Behandlung, ist es gut, den eigenen Arzt in das Vorhaben einzuweihen und ihn als Stütze im Hintergrund zu wissen. Voraussetzung ist allerdings, Ihr Arzt bringt eine gewisse Offenheit für natürliche Heilverfahren mit, anderenfalls ist er vielleicht gar nicht »Ihr« Arzt. Die Frage sollte immerhin auftauchen, ob es sinnvoll ist, einen Spezialisten für das Gebiet Gesundheit zu haben, der weniger Offenheit hat als Sie selbst. Im Übrigen können Sie, wie gesagt, allein sehr wohl zurechtkommen, allerdings sollten Sie sich auf geeignete Literatur[22] stützen. Und wirklich allein sind Sie nie, da alle Stifter der großen Religionen von Christus über Mohammed bis zu Buddha Fasten empfahlen und denen beistehen werden, die ihren Spuren folgen.

---

22 Etwa Rüdiger Dahlke: *Das große Buch vom Fasten*. Goldmann Arkana, München 2008; außerdem: *Sinnlich Fasten*. Nymphenburger, München 2010.

Obwohl Fasten auf den ersten Blick als eine ähnliche Herausforderung erscheinen mag, wie es die Umstellung des Rauchens sowieso schon ist, erleichtert es Letztere ungemein. Selbst wenn das Thema gar nicht erwähnt wird, verlieren fastende Raucher zu ihrer eigenen Überraschung oft »von ganz allein« das Bedürfnis nach Zigaretten. Kettenrauchen und Fasten passen überhaupt nicht zusammen und schließen sich praktisch aus. Genau das aber ist uns jetzt nützlich.

Eine andere naturheilkundliche Maßnahme, die die Lust am Rauchen deutlich reduziert, ist die Apfelkur. Der Genuss von reichlich Äpfeln verdirbt nämlich die Lust aufs Rauchen, wie versierte Raucher wissen. Möglicherweise liegt der physiologische Grund im Kaliumreichtum der Äpfel. Man kann sich diese Tatsache zum Einstieg in die neue Zeit zunutze machen.

Für die Endpunktmethode mag eine richtiggehende Apfelkur der ideale Einstieg sein. Drei Pfund reife, rohe und ungeschälte Äpfel werden – über den Tag verteilt – genossen, sonst nichts. Reichlich Kräutertee ist erlaubt, aber wegen des hohen Wassergehalts der Äpfel ist der Durst meist nicht groß. Nach drei Tagen dieses »Kur-Regimes« ist im Körper eine spürbare Umstellung passiert, der Darm hat zusätzlich eine sinnvolle Entlastung erfahren, und die erste Hürde ist genommen auf dem Weg zum bewussten Leben ohne Rauch. In Zukunft kann man natürlich auch weiteren Herausforderungen einfach mit einem reifen Apfel begegnen. Diese Methode ist natürlich auch für die Ritualraucher nützlich, wenn sich in den ersten Tagen das Rauchbedürfnis noch nicht so ganz an die festgelegten Ritualzeiten halten will. Im Übrigen ist der Genuss eines Apfels, wenn die Versuchung zu groß wird, schon seit Adam und Evas Zeiten bestens bewährt. Bevor wir uns weiteren Tricks zuwenden für den Versuchungsfall, noch zu einigen grundsätzlichen Möglichkeiten, die das Angenehme mit dem Nützlichen – das Urprinzipielle mit dem Praktischen – verbinden.

Ähnlich günstig wie eine Apfelkur kann sich als Einstieg in die rauchlose Zeit eine Trinkkur erweisen. Das Prinzip ist wieder denkbar einfach. Man reduziert das Essen deutlich und trinkt über drei Tage lang jeden Tag wenigstens drei Liter Tee und Mineralwasser. Wann immer sich das Rauchbedürfnis meldet, nimmt man stattdessen ein Glas Tee oder Wasser. So bleibt man im oralen Bereich einigermaßen befriedigt – Venus bekommt, was ihr zusteht –, und die Nebeneffekte sind nicht so unangenehm wie bei ersatzweisem Essen oder Naschen. Urprinzipiell wäre natürlich statt der Trinkkur auch eine Pralinen- oder Cognac-Kur – damit wäre obendrein Neptun befriedigt – noch treffender, aber die Nebenwirkungen sind doch ähnlich übel wie beim Rauchen.

Auch eine Saftkur kommt in Frage. Wer sich frische, wohlschmeckende Obst- und Gemüsesäfte selbst auspresst, kann den Genussaspekt sehr wohl abdecken. Außerdem ist der Körper sehr dankbar für die Vitamine in dieser auch für ihn schwierigen Regenerationszeit. Die große

Menge Flüssigkeit ist ihm auf jeden Fall von unschätzbarer Hilfe bei seinen vielfältigen Entgiftungs- und Entschlackungsprozeduren. Reichlich Flüssigkeit und der Genuss von frischem, wohlschmeckendem Obst, Salaten und Gemüse können zusätzlich das Rauchbedürfnis verringern und auf diese Weise mehrere Fliegen mit einer Klappe schlagen.

Wer sich bisher rauchend vor dem Fernseher für Sport begeistert hat, könnte die zugegebenermaßen große Hürde zum Selbstmachen in Angriff nehmen. So schwer der erste Schritt hier ist, so segensreich wäre er auch: Die Bewegung würde die besonders mitgenommenen Organe – Herz, Kreislauf und Lunge – trainieren, und vor allem wäre das Grundbedürfnis nach Leistung, Durchsetzung und Erfolg, vielleicht sogar Sieg, auf einer ehrlichen und damit zugleich befriedigenderen Ebene gelöst. Außerdem bewirken Bewegung und Sport nach relativ kurzer Zeit ein positives Körpergefühl. Das aber kann gerade einer der – wenn auch nur eingebildeten – Vorteile des Rauchens gewesen sein.

Einen ebenfalls entschlackenden Effekt auf die Gewebe können Saunabesuche mit dem genussvollen Sich-Verwöhnen-Lassen von Wärme, Luft und Wasser verbinden. Sauna ist aber nur dann gesund, wenn man danach jeweils reichlich trinkt und auf jeden Fall den Versuch unterlässt, damit Gewicht zu verlieren. So segensreich das Schwitzen ist, so gefährlich wird es, wenn man die verlorene Flüssigkeit nicht wieder ersetzt. Auch Besuche im Solarium könnten sich sinnvoll anschließen und über das Gefühl der mit der Bräune gewonnenen Attraktivität das Venusprinzip befriedigen. Sich wohlig verwöhnen zu lassen vom Licht der Sonne wirkt natürlich genauso. Auch Entspannungs- und Zerstreuungsaspekte, nicht selten Rauchgründe, werden hierbei abgedeckt. In diese Richtung gehen auch regelmäßige Massagen, wobei diese zusätzlich Genuss ins Spiel bringen und dem Gewebe entschlackend zu Hilfe kommen. Hier könnte zum Beispiel das eingesparte Zigarettengeld eine gute Anlage finden.

Wer den Umgang mit Wasser, Licht und Luft genießen kann, liegt auch bei allen Kneipp-Anwendungen richtig. Heiße Entspannungsbäder sind mehr etwas für die genusssüchtigen, während an kalten Wechselgüssen sich vor allem die abenteuerversessenen Exraucher probieren könnten. Eine sehr gute und hilfreiche, zudem einfache Maßnahme in der Anfangszeit, die man sich in jedem Fall reichlich gönnen sollte, ist frische Luft. Grundsätzlich bringt alles Frische einen guten Effekt, besonders frische Luft aber ist geeignet, das Rauchbedürfnis gering zu halten und den Körper zu regenerieren. Jenen, die sich bisher Anregung und Stimulierung der Lebensgeister, kurz geistige Frische, aus der Zigarette holen, ist damit natürlich besonders geholfen. Wem der Rauch als Vermittler von Gemütlichkeit und häuslicher Geborgenheit zu phantastischen Träumen verholfen hat, dem ist natürlich eher mit Räucherstäbchen als mit frischer Luft gedient. Für die meisten Raucher aber hat Frische einen sehr heilsamen Effekt, und so verwundert es nicht, wenn verschiedene ätherische Öle mit Erfolg eingesetzt werden – wie die von Pfefferminze, Eukalyptus, Kampfer und Gewürznelken. Auf dieser Basis gibt es sogar Medikamente gegen das Rauchen. Auch wenn den meisten Nichtrauchern die Beziehung zwischen Frische und Zigarettenrauch schleierhaft sein mag, erleben viele Raucher, die im Übrigen im Reiche der Schleier weit besser orientiert sind, diesen Zusammenhang sehr wohl. Ein wahres Wundermittel ist folglich in der kommenden Umstellung neben frischem pflanzlichem Essen vor allem Sauerstoff. Und damit ist alles, was die Atmung anregt, hilfreich: vom Sport über die Kreislaufanregung durch kaltes Wasser bis zu Bürstungen und ganz besonders Exerzitien mit dem »verbundenen Atem«[23].

Ein noch viel bequemerer Weg zu Frische und Ausgeruhtheit kann schlicht und einfach der Schlaf sein. In solch einer Umstellungs- und Regenerationsphase braucht der Körper viel Schlaf und sollte ihn im Überfluss bekommen. Außerdem liegt im Schlaf die Möglichkeit, über die Welt der Träume Anschluss an Neptuns Reich zu gewinnen, was für viele Raucher von zentraler Wichtigkeit ist. Bestand zum Beispiel in der Vergangenheit ein Schlafdefizit, ist jetzt der ideale Zeitpunkt, dies auszugleichen. Auch das heilsame Ritual eines Mittagsschlafes[24] ließe sich jetzt gut einführen.

---

23 Siehe hierzu: www.netzwerkverbundeneratem.net
24 Ruediger Dahlke: *Von Mittagsschlaf bis Powernapping*. Nymphenburger, München 2011.

Wo das Kommunikationsproblem im Vordergrund stand, kann es sehr hilfreich sein, über die eigenen Probleme ausführlich zu reden. Dazu muss nicht gleich eine große Psychotherapie notwendig sein. Es mag genügen, sich mit gleichgesinnten Aus- oder Umsteigern oder am besten gleich mit Ritualrauchern zusammenzusetzen und bei regelmäßigen Treffen in gemütlicher Runde »alles« durchzusprechen. Statt der körperlichen steht hier die nicht minder wichtige seelische Reinigung im Vordergrund. Selbst wenn es damit anfangs aufgrund von Problemen mit der Eigenehrlichkeit noch nicht so weit her sein sollte, kommt immer noch das Kommunikationsbedürfnis zum Zuge. Mit der Zeit wird man im Übrigen in solch einer Runde feststellen, wie ähnlich und durchweg menschlich die Probleme sind.

Lag ein besonderer Schwerpunkt auf dem kindlich Verspielten und befriedigte das Rauchen diesen Spieltrieb, gibt es auch hier vielfältige Ersatzebenen, vom Schlüsselbund bis zum Handschmeichler, einem besonders griffigen Stein oder Holzstück. Die weitreichendste Wirkung dürften hier die Qigong-Kugeln aus China haben. Das sind zwei Kugeln beliebigen Materials, die die Chinesen seit alters in einer Hand umeinander kreisen lassen, ohne sie sich dabei berühren zu lassen. Schon nach kurzer Übungszeit gelingt das meist sehr gut und verbreitet neben dem Spaß ein angenehm warmes Gefühl in den Händen und auch im übrigen Körper wohlige Entspannung. Die Chinesen führen das auf die dabei auftretende Stimulierung der vielen Akupunkturpunkte im Handbereich zurück. Allein schon das Wärmegefühl in den Händen und nach einer gewissen Zeit auch in den Füßen hat gute Effekte bei Rauchern mit ihren chronischen Durchblutungsproblemen in diesen Gegenden.

Auch klassische Akupunktur und französische Ohr-Akupunktur können auf eindrucksvolle Erfolge bei der Raucherentwöhnung verweisen. Ersteres Verfahren ist schon seit Jahrhunderten bei Opiumrauchern mit Erfolg angewandt worden. Allerdings fehlt hier gerade der Bewusstseinsaspekt, der entscheidend ist, will man aus dem bisherigen Laster und Problem eine Chance und Stufe auf seinem Weg machen. Insofern wollen wir uns hier nicht weiter mit Methoden aufhalten, die die eigene Verantwortung bei einem Spezialisten deponieren und damit die Chancen des Rauchens außer Acht lassen.

War die Zigarette vor allem Mittel der Entspannung und Eintrittspforte in jene nebulöse Welt des Neptun, wo sich Transzendenz und Nebel, Phantasie und Traum, Wahrheit und Schein, Suche und Sucht so nahe kommen, dann kann der Aus- bzw. Umstieg einem diese Ebene am besten in Form von Meditation und Religion ersetzen. Vom Prinzip her kommt jede Religion in Frage, solange sie einen tief bewegt und jene Rückverbindung zum Urgrund im Sinne der *religio* ermöglicht.

Auch jede Meditation ist prinzipiell geeignet, im besonderen Maße aber kommen die geführten Meditationen in Frage, die einen in die Tiefe der eigenen inneren Muster führen und jene neptunischen Welten bereisen. Das gilt besonders, wenn man sich bisher noch nicht so sehr der Meditation gewidmet hat. Geführte Meditationen stellen keinerlei Vorbedingungen wie etwa komplizierte Körperhaltungen oder Gedankenbeherrschung. Im Gegenteil, sie werden bevorzugt im entspannten Liegen durchgeführt und arbeiten im Gegensatz zu den meisten östlichen Meditationen gerade mit den Gedanken, die jenen so sehr im Wege sind. Tatsächlich ist es einem westlichen Menschen ohne Vorübung keine zehn Sekunden möglich, sein Bewusstsein gedankenfrei zu halten. Da ist es viel leichter, gleich auf den Schwingen der Gedanken in die eigenen inneren Welten zu reisen. Diese einfache Technik kann übrigens als älteste und erprobteste Methode der Psychotherapie gelten, da sie schon im Altertum in den klassischen Mysterienkulten Anwendung fand.

Neben tiefer Entspannung, die als nützliches Nebenprodukt anfällt, erlösen solche Reisen viele der vorher im Rauchen vergeblich bearbeiteten Problemebenen, geben sie doch freien Zugang zum Reich der Phantasie und Träume, der inneren Bilder und Muster. »Die wahren Abenteuer sind im Kopf, und sind sie nicht im Kopf, so sind sie nirgendwo«, singt André Heller. Zwar kann man darüber streiten, ob sie nun wirklich im Kopf oder nicht vielmehr im Herzen sind, jedenfalls sind sie in einem selbst zu finden, viel eher jedenfalls als draußen in der Welt. Hier findet der Abenteuerraucher ein weites Feld unbegrenzter Möglichkeiten, und der »Möchte-gern-etwas-Besonderessein-Raucher« kann sich auf die lohnende Suche nach seiner tatsächlichen Einzigartigkeit machen, der Naturverbundraucher kann hier die Verbindung zu seiner wahren Natur aufnehmen, und der Kommunikationsraucher kann sich auf die Kommunikation mit seinem göttlichen Wesenskern vorbereiten. Die innere Welt ist so spannend und atemberaubend weitläufig, dass sich alle Prinzipien und Einlösemöglichkeiten in ihr finden, und zwar leichter als draußen. Hierher zielte schon immer die Suche der Weisen, und die (Nikotin-)Sucht kann zur wesentlichen Stufe der Suche werden, wenn sie uns anregt, das Tor zu diesem Bereich aufzustoßen.

Es gibt heute eine Reihe von geführten Meditationen, und ich will versuchen, einige Hinweise und Wegweiser zu geben. Nach all dem schon in früheren Kapiteln über Schatten, Homöopathie und Allopathie Gesagten dürfte klar sein, wie wenig ich von CDs im Dunstkreis des »Positiven Denkens« mit ihren Affirmationen halte. Es geht nicht um Affirmationen, »Subliminals« oder sonstige Umgehungen der eigenen Lernaufgabe, sondern gerade um den Abstieg in die Tiefe des eigenen Dunkels. Hierher Licht und Lösung zu bringen muss die Absicht sein. Insofern bleiben nicht viele CDs übrig. Speziell zu diesem Buch ist eine CD[25] erschienen, auf der es um die hier angesprochenen Themen geht. Während die erste Seite dem Auffinden des individuellen Rauchmusters gewidmet ist, geht es auf der zweiten um Reisen in die eigene Innen-

---

25 Ruediger Dahlke: *Rauchen. Frei werden von Abhängigkeit.* CD mit Begleitbuch, Goldmann Arkana, München 2003.

welt – zu Lunge und den Herz-Kreislauf-Organen, die die stärkste Beziehung zum Rauchen haben und am direktesten davon betroffen sind. Ist man allerdings schon mit einer anderen Meditationstechnik vertraut, die einen befriedigt, sollte man bei dieser bleiben und sich ihr gerade jetzt besonders widmen. Natürlich kann man auch den Anlass nutzen und sich in eine der vielen angebotenen, meist östlichen Meditationsmethoden einführen lassen oder einen Kurs für Entspannungstechniken belegen, die heute an fast jeder Volkshochschule angeboten werden. Je mehr es in Richtung Meditation, Phantasie- und Traumreisen geht, desto besser ist das neptunische Prinzip abgedeckt und damit das Rauchen ersetzt. Auch das Rauchritual an sich ist eine ideale Erlösung des neptunischen Prinzips und könnte mit Räucherwerk und Meditationsmusik zusätzlich vertieft werden.

Tricks für kritische Momente

Auch wenn man grundsätzlich bereit ist, sich den Problemen in ihrer ganzen Tiefe zu stellen und den Weg in die Bewusstheit zu gehen, kann es Momente besonderer Anfechtung geben. Auf solche Herausforderungen sind kleine Tricks die richtige Antwort. »Immer wenn der Körper nach Nikotin schreit, ihn mit einem reifen Apfel füttern«, wäre etwa so eine reife Antwort. Oder Tee trinken und abwarten! In der Bewusstheit solcher Antworten liegt die

Chance des bewussten Rauchers. Die Chance der Zigarette liegt in der Unbewusstheit. Eine gute Maßnahme ist auch eine ganz einfache Atemübung, einige tiefe Atemzüge nach folgendem Muster: während des Einatmens bis zehn zählen, dann bis fünf Pause machen und wieder zehn Sekunden lang ausatmen und wieder bis fünf Pause. Das Ganze am besten am offenen Fenster, aber natürlich auch in jeder anderen notwendigen Situation, und die Gefahr ist gebannt.

Auch ein kurzer Spaziergang, verbunden mit bewusstem Atmen, kann die Bewusstheit und damit die Beherrschung der Lage zurückbringen. Hat man gerade genug Zeit, kann man ausnahmsweise ein zusätzliches Rauchritual machen, aber nur in dem vollständigen, möglichst aufwendigen rituellen Rahmen. Bis es dann zum Entzünden der Ritualzigarette kommt, ist das Problem meist schon gelöst – die Bewusstheit des Aufbaus macht es möglich.

Eine sehr schöne Entgegnung auf kurzfristige Suchtattacken ist das »In-die-Lunge-Lächeln«. Diese Übung hat den Vorteil, jederzeit anwendbar, beliebig kurz und für Außenstehende kaum wahrnehmbar zu sein. Und jeder, der schon einmal gelächelt hat, kann sie spontan, wobei sie mit jedem Mal weiter an Kraft gewinnt, wie alle Übungen. Am einfachsten denkt man beim ersten Mal an eine Situation zurück, wo einem zum Lächeln zumute war, und erlaubt dem Lächeln, sich jetzt über das Gesicht auszubreiten. Mit diesem Lächeln im Gesicht braucht man nun nur noch an die eigenen Lungenflügel in der eigenen

Brust zu denken. Ganz von selbst wird sich dabei das Lächeln in der Lunge ausbreiten. Natürlich kann man sich auch noch vorstellen, wie die Energie des Lächelns in die beiden Lungenflügel strömt, und mit der Zeit wird das auch in der Brust wahrzunehmen sein als angenehme Wärme, kaum merkliches Vibrieren, Entspannung oder sonst eine ungewohnte und eigenartige Empfindung in diesem Bereich. All das ist aber gar nicht nötig, es reicht vollkommen, zu lächeln und an die Lunge zu denken. So wird man jede Anfechtung locker lächelnd überstehen. Das Bewusstsein ist wach und in der Lunge; Lächeln ist an sich ein Genuss, und die Umwelt bekommt statt Frust die eigene Lust und Freundlichkeit ab. So wie man sich mit der Zigarette jederzeit und überall belohnen kann, ist es nun auch mit dem Lächeln möglich. Und das Ziel des Lächelns muss nicht einmal auf die Lunge beschränkt bleiben, sondern alle Welt kann daran teilhaben – wie früher am Rauch. So liegt im Lächeln ein geradezu idealer Ausweg, ganz zu schweigen von den Heil- und Regenerationswirkungen, die diese einfache Methode in der Lunge in Gang bringt.

Leider ist aber nicht so sehr das In-den-Griff-Bekommen, sondern das rechtzeitige Erkennen der gefährlichen Situation das größere Problem. Wenn man gerade schläfrig, mit den Gedanken mal wieder ganz woanders ist oder sich unbewusst einem Platz oder einem Zeitpunkt nähert, wo man früher immer rauchte, wird es besonders gefährlich. Deshalb reicht es schon, wenn man sich vornimmt, immer dann, wenn das Bedürfnis nach der Zigarette überwältigend wird, noch eine ganze Minute bewusst zu warten. Eine Minute geht es immer noch, und wenn es eine gegangen ist, dann geht es natürlich auch noch weitere. Nach einigen bewussten Minuten ist man aber wieder voll da – und das Problem ist weg.

Die weitestgehende Antwort wäre natürlich, sich in solch einem Moment der Anfechtung in Meditation zu begeben und das, was da in einem tobt, zu beobachten, am besten so lange, bis man wahrnehmen kann, nicht ich bin es, der da tobt, sondern ein altes längst überholtes Programm. Wem das zu aufwendig oder abwegig ist, der kann sich auch eine Meditations-CD auflegen, wenn es seine Zeit gerade erlaubt.

Leider sind aber die gefährlichsten Momente naturgemäß jene, in denen wir weder Zeit noch den entsprechenden Raum zur Verfügung haben. Hierfür mag es sehr hilfreich sein, solche absehbaren Stressmomente bewusst zu eliminieren, beispielsweise durch vernünftige Zeitplanung oder mit ähnlichen Hilfen. Lohnend mag es auch sein, durch radikalen Bruch mit alten Gewohnheiten jene Plätze, an denen bisher vor allem geraucht wurde, und jene Zeitpunkte, wenn es immer geschah, zu überdenken. Es braucht einigen Aufwand, die betroffenen Zeit-Räume von alten Programmen zu befreien. Denken wir an die morphogenetischen Felder, so mag es durchaus nicht übertrieben sein, eine Sitzecke umzustellen und den Tagesablauf neu zu strukturieren. Die Notwendigkeit zu solchen Tricks hängt natürlich ganz von der Stärke des eigenen Bewusstseins ab. Selbstverständlich könnte man auch umgekehrt solche besonderen Herausforderungen nutzen, um gerade sie als Übungen auf dem Weg anzunehmen. Exerzitium in diesem Sinne kann alles sein – je härter, desto wachstumsfördernder. In dieser Hinsicht wäre jede Anfechtung die schon erwartete nächste Psychotherapie-Gelegenheit, der man sich mit Bewusstheit hingibt und die man bis in die feinsten inneren Regungen und Empfindungen auskostet. Dabei lässt sich sowohl die eigene Abhängigkeit spüren als auch Kraft gewinnen, wenn man die entstehende Spannung bewusst aushält.

Eine viel sicherere Möglichkeit ist, solche Situationen großer Anfechtung in Gedanken vorwegzunehmen und bereits auf der inneren Bilderebene bewusst zu durchleben. Dann hat man im konkreten Fall schon das positive Erfolgserlebnis auf seiner Seite, kann die Gefahr leichter durchstehen und die gleichzeitige Chance besser nutzen.

Kapitel 12

Auf dem weiteren Weg

Auf den Weg der Selbsterkenntnis und Bewusstwerdung gehen wir praktisch niemals einstimmig; es gibt verschiedene, widerstreitende Stimmen dazu in uns. Grob kann man zwei Richtungen ausmachen. Die eine will den Weg aus der Abhängigkeit in die Freiheit gehen, Licht ins Dunkel bzw. Bewusstheit in die Gewohnheiten bringen und sie so zu Ritualen machen. Diese Richtung oder Stimme steht dem Selbst nahe und hat Sie beispielsweise bis hierher durchhalten lassen. Sie sehnt sich danach, nun bald in eigener Verantwortung weiterzugehen.

Dann ist da aber noch diese andere Richtung, vertreten durch die Stimme des Ego, die nur scheinbar mitmacht, in Wirklichkeit aber die Funktion der »fünften Kolonne« übernimmt, wenn es nun wirklich um mehr Bewusstheit gehen soll. Das Ego hat auf diesem Weg nur zu verlieren, und am Ende droht ihm sogar der Untergang; insofern ist sein Widerstand völlig legitim und verständlich. Und so, wie es gut ist, die eigenen Kräfte zu kennen, gilt das auch für die der Feinde. Denn obwohl es natürlich mitten in uns sitzt, entwickelt sich das Ego auf diesem Weg leicht zum Feind.

Einige typische Einwände von seiner Seite, die sich meist sehr geschickt verkleiden, wollen wir deshalb erwähnen. Gerne stellt sich das Ego als unser bester Freund dar, ähnlich wie jene guten Raucherfreunde, die vorgeben, uns helfen zu wollen, indem sie uns wieder zur Unbewusstheit verführen. Sie haben lediglich Angst, was aus ihnen werden soll und wie sie dastehen, wenn wir den Schritt zur Bewusstheit schaffen. Und darin gleichen sie aufs Haar dem Ego.

Einige sehr gute und damit gefährliche Argumente des Ego könnten folgendermaßen lauten: »Jetzt habe ich schon einen Monat ›nur noch‹ bewusst oder bewusst gar nichts mehr geraucht. Damit habe ich mir doch bewiesen, ich kann es, wenn ich nur will. Also, was soll's, das Wesentliche ist sowieso geschafft, nun kann ich ruhig wieder ›normal‹ weiterrauchen!«

Oder die Egostimme setzt scheinbar auf unsere Kraft und unseren Stolz, wobei sie in Wirklichkeit aber auf unsere Feigheit und Trägheit schielt. Heraus kommen Dinge wie: »Du schaffst es doch sowieso, dieses ganze Ersatzzeug kannst du vergessen, das hast du gar nicht nötig!« Als nächster Schritt folgt dann leicht das wesentlich Plumpere: »Auf eine mehr oder weniger kommt es doch gar nicht an!«, oder, scheinbar im Dienste unserer Gesundheit: »Jetzt hast du schon einen Monat nicht geraucht und so viel für deine

Gesundheit getan, da kannst du dir schon mal wieder eine ganz normale kleine Blonde genehmigen.« Besonders wenn Sie zu den Belohnungsrauchern gehörten, wird das Ego diese Richtung wählen. Man kann davon ausgehen, es trifft exakt die Punkte unserer größten Schwäche, denn niemand kennt uns besser als unser Ego. Besonders subtilen Widerstand wird es leisten, wenn es darum geht, den durch das Aufgeben der Abhängigkeit gewonnenen Freiraum zum Eingehen neuer, wachstumsfördernder Unternehmungen zu nutzen. Hier liegt die Hauptgefahr für das Ego und damit die Hauptchance für »uns(er)« Selbst.

Für ein Überwiegen der Egokräfte spricht etwa die »Verschieberitis«, wenn »man« nämlich einfach keinen Punkt findet, an dem man mit der neuen Bewusstheit beginnen könnte. Das heißt nichts anderes, als dass die Zeit bzw. man selbst noch nicht reif ist für diesen Schritt. Ein aufschlussreicher Test rankt sich um die Aussage: »Ich werde von jetzt an immer bewusst, und zwar dreimal am Tag, rauchen oder aber eben nie mehr.« Sind die Gefühle, die sich bei diesem Gedanken einstellen, von Bedauern und Traurigkeit geprägt, ist das ein Zeichen, wie sehr die Egokräfte noch überwiegen – und auch dass die gefundenen Ersatzebenen noch verbesserungswürdig sind bzw. an Attraktivität und Durchschlagskraft zu wünschen übriglassen. Kommt dagegen ein Gefühl von Erleichterung und Freude auf, ist das ein gutes Omen für den kommenden Schritt in Richtung größerer Bewusstheit und ein Zeichen, wie das Selbst die Oberhand gewinnt.

Ob wir uns auf den Weg des bewussten Rauchens, bewussten Atmens oder generell bewussten Lebens machen, wir sollten uns klar darüber sein, es ist ein sehr anspruchsvoller, vollkommen individueller Weg. Individuell in dem Sinn, dass wir ihn in eigener Verantwortung gehen müssen und uns niemand und schon gar nicht die Gesellschaft dabei etwas abnehmen kann. Weder ist die Gesellschaft schuld am Debakel des Einzelnen – wie oft von sozial eingestellten Menschen behauptet –, noch ist der Einzelne schuld am Debakel der Gesellschaft. Der einzelne Mensch entspricht seiner Umwelt, und sie entspricht ihm. Sie spiegeln sich gegenseitig bzw. Mikrokosmos ist gleich Makrokosmos. Folglich kann ein Suchender in dieser Gesellschaft wenig Unterstützung von außen erwarten, er muss seinen Weg in eigener Verantwortung und aus eigener Kraft gehen. Und das wird sehr viel Kraft kosten in einem gesellschaftlichen Umfeld, das sich aus sich heraus nicht ändern wird.

Von Troschke[26] formuliert das als Medizinsoziologe sehr direkt: »Die Zigarette gehört zu den für die moderne Gesellschaft unverzichtbaren Beruhigungs- und Anpassungsdrogen, ebenso wie Alkohol und viele Arzneimittel.« Und an anderer Stelle: »Alle scheinen daran interessiert zu sein, dass sich nichts ändert. Deshalb erhöht man die Tabaksteuer gerade so, dass es noch erträglich ist. Deshalb werden der Bericht der DFG-Arbeitskommission zum

---

26 Jürgen von Troschke: *Das Rauchen. Genuss und Risiko.* Birkhäuser, Basel 1987, S. 75.

Passivrauchen und eine entsprechende Resolution zum Rauchen so abgefasst, dass man sagen kann, man habe sich ernsthaft mit dem Problem befasst und alles Mögliche getan.

Ändern tut sich aber nichts – weil sich nichts ändern kann. Das gilt für viele gesellschaftliche Probleme unserer Zeit ... Jede Inangriffnahme von wirklichen Lösungsversuchen würde weitreichende Änderungen in unseren Wertsystemen und in materiellen Bereichen notwendig machen, die letztlich keiner will oder jedenfalls keine Mehrheiten wollen.«

Das heißt zu deutsch, wer auf Hilfe von außen wartet, kann lange warten, auch wenn es immer so aussieht, als würde demnächst wirklich etwas geschehen. Das ist ja gerade die politische Kunst, es immer so aussehen zu lassen. Es ist eine Situation wie zu Schulzeiten. Da mag es in der vierten Klasse gewisse Probleme gegeben haben, wer aber darauf wartet, dass sich die vierte Klasse ändert, kann lange warten. Es gibt sie immer noch und wird sie weiter geben. Die sicherste Lösung ist, sich aus der vierten Klasse herauszuentwickeln auf die nächste Ebene. Nur durch den eigenen Schritt kommt etwas voran und tatsächlich sogar das Ganze, denn Mikrokosmos ist gleich Makrokosmos. So paradox es klingen mag: Wir sitzen zwar alle in einem Boot, doch wer sich auf das Rudern der anderen verlässt, ist verlassen. Nur wer selbst rudert, hat die Chance, das Ufer zu erreichen und aus der Sucht wieder die Suche werden zu lassen, die schließlich sogar findet.

Nach all dem Gesagten mag es manchem erscheinen, als sei das Rauchen das schlimmste Symptom überhaupt, das uns an allem hindert und dessen Überwindung uns andererseits alles bringt bis hin zur letzten Befreiung. Eine grenzenlose Überbewertung des Rauchens mag hier vermutet werden. Nun ist Rauchen in Wirklichkeit nur ein Symptom unter vielen. Andererseits ist aber jedes Symptom für Betroffene gleichsam der Nabel der Welt, und seine Erlösung bedeutet tatsächlich einen großen Schritt. Es ist letztlich gleichgültig, wie oder wodurch der Schritt zur Bewusstheit getan wird, oder wie Golas es formuliert: »Der Erleuchtung ist es egal, wie Du sie erlangst.«[27]

Jedes Symptom ist gerade recht dazu, und da Rauchen ein so verbreitetes Symptom ist, birgt es in sich die Chance für viele. Es kann der entscheidende Schritt sein, und es gibt viele andere Möglichkeiten, Schritte zu tun. So gibt es nicht nur Zazen, sondern auch Zen in der Kunst des Blumensteckens, des Bogenschießens, des Laufens und der Motorradwartung – und eben auch Zen in der Kunst des Rauchens. All diese Schritte sind gleichwertig, solange sie bewusst gegangen werden, und haben dasselbe Ziel.

Schließlich wäre auch noch zu bedenken, dass Rauchen nicht nur unser Zentrum, das Herz, betrifft, sondern mit der Lunge auch unseren Atem. Der Atem ist aber jene geheimnisvolle Kraft, die so eng mit dem Leben verknüpft ist. Über seine Verbindung zum Atem kommt daher auch

---

[27] Thaddeus Golas: *Der Erleuchtung ist es egal, wie Du sie erlangst*. Hugendubel, München 2008.

Rauchen unserem Lebensnerv sehr nahe. Als Gott Adam aus der Adama, der roten Erde, geformt hatte, hauchte er ihm mit seinem Atem das Leben ein. Und als Christus die Apostel aussandte, hauchte er sie an und sprach: »Empfanget den Heiligen Geist.« Für die Inder ist die ganze Schöpfung identisch mit dem Ausatmen des Schöpfergottes Brahma. Sie sprechen auch von Prana als der eigentlichen Kraft, aus der wir leben, und meinen damit weit mehr als chemischen Sauerstoff. Selbst wir Menschen der Moderne wissen noch um die enorme Bedeutung des Atems, wenn uns etwa vor Ehrfurcht oder heiligem Schreck der Atem stockt. Wenn uns »die Puste ausgeht«, wollen wir damit sagen, wir seien am Ende, und »ein langer Atem« steht bei uns für große Kraft und Ausdauer im Körperlichen wie im Seelischen.

Und wenn wir endlich sterben, hauchen wir unsere Seele wieder aus. Diese Verbindung von Atem und Seele drücken die Inder mit demselben Wort »Atma« aus. So ist ein *Mahatma* eine große Seele und ein großer Atem zugleich. Keiner der Mahatmas war übrigens Kettenraucher – allein in der Zukunft wird es hoffentlich einige bewusst rauchende Mahatmas geben.

Veröffentlichungen von Ruediger Dahlke

Bücher

Herz(ens)probleme. Goldmann Arkana, überarb. Neuausgabe, 2011.

Von der großen Verwandlung. Crotona Verlag, 2011.

Von Mittagsschlaf bis Powernapping. Nymphenburger, 2011.

Worte der Dankbarkeit und des Vertrauens. Schirner, 2011.

Essens-Glück. Schirner, 2010.

Das Schatten-Prinzip. Goldmann Arkana, 2010.

Die Spuren der Seele (mit R. Fasel). Gräfe und Unzer, 2010.

Die Schicksalsgesetze. Goldmann Arkana, 2009.

Sinnlich fasten (mit D. Neumayr). Nymphenburger, 2010.

Mein Programm für mehr Gesundheit. Südwest, 2009.

Krankheit als Symbol. C. Bertelsmann, überarb./ergänzte Neuaufl. 2008.

Krankheit als Sprache der Kinderseele (mit V. Kaesemann). Goldmann, 2010.

Die Psychologie des Geldes. Nymphenburger, 2008.

Depression. Goldmann Arkana, 2010.

Der Körper als Spiegel der Seele. Mosaik bei Goldmann, 2009.

Das große Buch vom Fasten. Goldmann Arkana, 2008.

Die Notfallapotheke für die Seele. Mosaik bei Goldmann, 2009.

Vom Essen, Trinken und Leben (mit D. Neumayr). Haug, 2007.

Das große Buch der ganzheitlichen Therapien (Hrsg.). Integral, 2007.

Schwebend die Leichtigkeit des Seins erleben. Schirner, 2009.

Krankheit als Sprache der Seele. Goldmann, 1999.

Lebenskrisen als Entwicklungschancen. Goldmann, 1999.

Aggression als Chance. Goldmann, 2006.

Frauen-Heil-Kunde (mit M. Dahlke und V. Zahn). Goldmann, 2003.

Der Weg ins Leben (mit M. Dahlke und V. Zahn). Goldmann, 2004.

Krankheit als Weg (mit T. Dethlefsen). C. Bertelsmann, 1983.

Woran krankt die Welt? Goldmann, 2003.

Schlaf – die bessere Hälfte des Lebens. Integral, 2008.

Mandalas der Welt. Kailash/Sphinx, 2006.

Arbeitsbuch zur Mandala-Therapie. Schirner, 2010.

Mandala-Malblock. Edition Neptun, 1984.

Meine besten 50 Gesundheitstipps. Heyne, 2008.

Reisen nach Innen. Hugendubel, 1994.

Das senkrechte Weltbild (mit N. Klein). Hugendubel, 1990.

Gewichtsprobleme. Knaur, 1989.
Verdauungsprobleme (mit R. Hößl). Knaur, 1990.
Worte der Heilung. Schirner, 2005.
Wage dein Leben jetzt! Erhältlich über: www.heilkundeinstitut.at
Entgiften – Entschlacken – Loslassen. Erhältlich über: www.heilkundeinstitut.at
Meditationsführer. Wege nach innen (mit M. Dahlke). Schirner, 2005.
Fasten Sie sich gesund. Irisiana, 2004.
Von der Weisheit unseres Körpers. Knaur, 2004.
Habakuck und Hibbelig. Eine Reise zum Selbst. Ullstein, 2004.
Wege der Reinigung (mit D. Ehrenberger). Irisiana, 1999.
Die wunderbare Heilkraft des Atmens (mit A. Neumann). Integral, 2000.
Hermetische Medizin (Dahlke, Papus, Paracelsus). AAGW, D-76547 Sinzheim.

Geführte Meditationen auf CDs (Goldmann-Arkana-Audio)

Das Gesetz der Polarität, Das Gesetz der Anziehung, Das Bewusstseinsfeld

CDs bei Goldmann-Arkana-Audio

Text und Sprecher: Ruediger Dahlke, Musik: Claudia Fried und Bruce Werber

5 Selbsthilfe-Programme – CD(s) und Taschenbuch – zu den Themen:

Entgiften – Entschlacken – Loslassen, Mein Idealgewicht (3 CDs), Rauchen, Tinnitus und Ohrgeräusche, Angstfrei leben

Reihe »Heil-Meditationen« bei Goldmann-Arkana-Audio
Allergien, Angstfrei leben, Ärger und Wut, Bewusst fasten, Den Tag beginnen, Depression – Wege aus der dunklen Nacht der Seele, Der Innere Arzt (2 CDs), Die 4 Elemente, Elemente Rituale (2 CDs), Energie-Arbeit, Entgiften – Entschlacken – Loslassen, Frauenprobleme, Ganz entspannt, Hautprobleme (2 CDs), Heilungsrituale (2 CDs), Herzensprobleme, Kopfschmerzen, Krebs, Lebenskrisen als Entwicklungschance, Leberprobleme, Mandalas, Mein Idealgewicht, Naturmeditation, Niedriger Blutdruck, Partnerbeziehung, Rauchen, Rückenprobleme, Schattenarbeit, Schlafprobleme, Schwangerschaft und Geburt, Selbstliebe, Selbstheilung, Sucht und Suche, Tiefenentspannung, Traumreisen, Verdauungsprobleme, Visionen, Vom Stress zur Lebensfreude

Kindermeditationen
Märchenland (Goldmann-Arkana-Audio), Ich bin mein Lieblingstier (Schirner Verlag)

CDs im Integral Verlag
7 Morgenmeditationen, Die Leichtigkeit des Schwebens, Erquickendes Abschalten mittags und abends, Schlaf – die bessere Hälfte des Lebens, Schutzengel-Meditationen, Die Heilkraft des Verzeihens

CDs mit Übungen zum Buch im LangenMüller/Hörbuch
Die Psychologie des Geldes, Die Notfallapotheke für die Seele

Hörbuch-CD im Verlag Hoffmann und Campe
Der Körper als Spiegel der Seele

Vorträge von Ruediger Dahlke
Erhältlich über: www.heilkundeinstitut.at

Informationen zu Seminaren, Ausbildungen, Trainings, Vorträgen
Heil-Kunde-Institut Graz, Oberberg 92,
A-8151 Hitzendorf,
Tel. 00 43 - 316 - 719 88 85, Fax - 719 88 86;
Internet: www.dahlke.at; E-Mail: info@dahlke.at

Informationen zu Psychotherapien, Beratungen, Seminaren
Heil-Kunde-Zentrum Johanniskirchen, Schornbach 22,
84381 Johanniskirchen, Tel. 0 85 64 - 819,
Fax 0 85 64 - 14 29; Internet: www.dahlke-heilkundezentrum.de; E-Mail: hkz-dahlke@t-online.de

Informationen zur Arbeit von Ruediger Dahlke:
www.dahlke.at
Internetportal: www.mymedworld.cc
Webshop: www.heilkundeinstitut.at

Eine neue Sichtweise der Welt

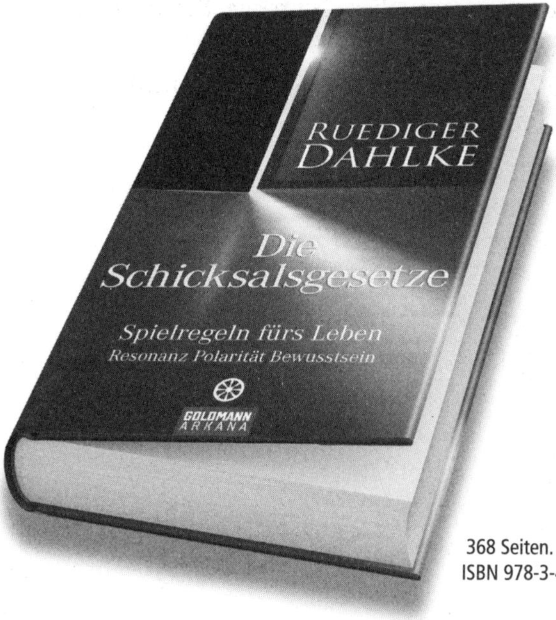

368 Seiten.
ISBN 978-3-442-33856-6

Ruediger Dahlke beleuchtet alle geistigen Gesetze des Lebens, darunter das Gesetz der Polarität, das Gesetz des Anfangs, das Gesetz vom Teil und vom Ganzen sowie das Resonanzgesetz. Wer diese Gesetze kennt, lebt im Einklang mit dem Kosmos und kann sich unnötiges Leid ersparen.

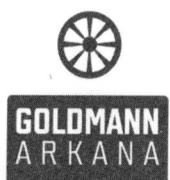

Überall, wo es Bücher gibt und unter www.arkana-verlag.de

Der Schatten in uns

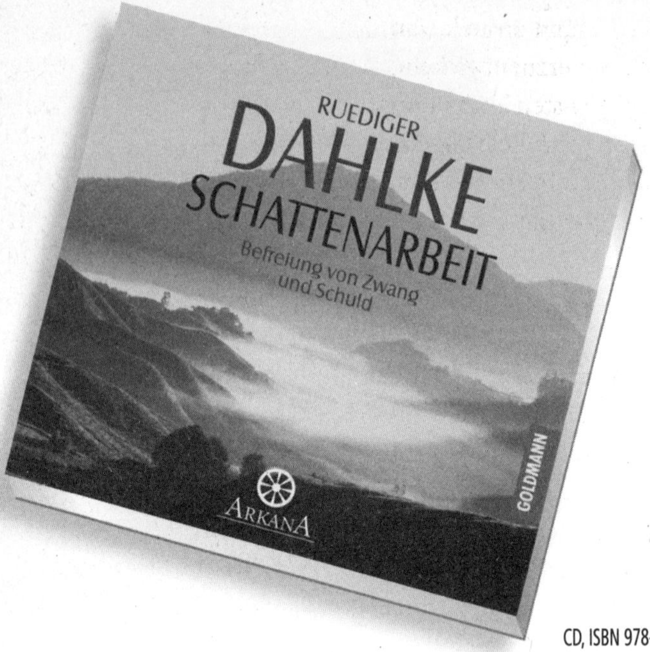

CD, ISBN 978-3-442-3

Die Beschäftigung mit Verdrängtem, mit dem eigenen Schatten, ist eines der zentralen Themen der Psychotherapie. Diese CD unterstützt durch stimulierende Texte und entspannende Musik die Suche nach dem persönlichen Schatten. So kann die Integration des Schattens gelingen und den Weg zu einem befreiten Leben eröffnen.

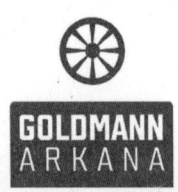

Überall, wo es Bücher gibt und unter www.arkana-verlag.de